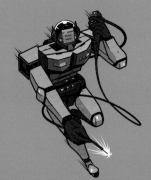

百例精选

胃放大内镜
与
病理对比合集

编　集　日本放大内镜与病理对比诊断研究会病例制作委员会

主　审　张澍田　吴　静　李　鹏　王拥军　陈光勇

副主审　冀　明　吴咏冬　庹必光　王良静　左秀丽　蔺　蓉　祝　荫

主　译　孟凡冬　刘揆亮　翟惠虹　周安妮

辽宁科学技术出版社
·沈阳·

Authorized translation from the Japanese Journal, entitled
百症例式 胃の拡大内視鏡x病理対比アトラス
ISBN 978-4-260-04650-3
編集：拡大内視鏡x病理対比診断研究会 アトラス作成委員会
published by IGAKU–SHOIN LTD., TOKYO Copyright© 2021

©2023辽宁科学技术出版社
著作权合同登记号：第06–2022–169号。

图书在版编目（CIP）数据

百例精选：胃放大内镜与病理对比合集 / 日本放大内镜与病理对比诊断研究会病例制作委员会编集；孟凡冬等主译 . —沈阳：辽宁科学技术出版社，2023.5
ISBN 978–7–5591–2782–2

Ⅰ. ①百… Ⅱ. ①日… ②孟… Ⅲ. ①胃镜检—病案 Ⅳ. ①R573

中国版本图书馆CIP数据核字（2022）第202043号

出版发行：辽宁科学技术出版社
　　　　　（地址：沈阳市和平区十一纬路25号　邮编：110003）
印 刷 者：辽宁新华印务有限公司
经 销 者：各地新华书店
幅面尺寸：185 mm × 260 mm
印　　张：17.75
插　　页：4
字　　数：420千字
出版时间：2023年5月第1版
印刷时间：2023年5月第1次印刷
责任编辑：郭敬斌　卢山秀
封面设计：顾　娜
版式设计：袁　舒
责任校对：赵淑新

书　　号：ISBN 978–7–5591–2782–2
定　　价：279.00元

编辑电话：024–23284363
邮购热线：024–23284502

執筆者一覧

内多訓久　　　日本赤十字社 高知赤十字病院消化器内科/四国拡大内視鏡研究会代表
岸本光夫　　　京都市立病院病理診断科/病理診断代表
北村陽子　　　市立奈良病院消化器肝臓病センター消化器内科/
　　　　　　　奈良拡大内視鏡研究会代表/アトラス作成委員会代表
土肥　統　　　京都府立医科大学消化器内科/京都拡大内視鏡研究会代表
名和田義高　　仙台厚生病院消化器内科
藤田泰子　　　愛知県がんセンター病院遺伝子病理診断部/病理診断代表
森田周子　　　神戸市立医療センター中央市民病院消化器内科/神戸拡大内視鏡研究会代表
森永友紀子　　京都府立医科大学人体病理学/病理診断科/病理診断代表
八木一芳　　　新潟大学地域医療教育センター・魚沼基幹病院消化器内科/新潟拡大内視鏡研究会代表
若槻俊之　　　国立病院機構岡山医療センター消化器内科/岡山拡大内視鏡研究会代表

赤松拓司　　　日本赤十字社 和歌山医療センター消化器内科
秋山慎介　　　神戸市立医療センター中央市民病院消化器内科
東　祐圭　　　京都府立医科大学消化器内科
石田紹敬　　　京都府立医科大学消化器内科
岩﨑丈紘　　　日本赤十字社 高知赤十字病院消化器内科
上田智也　　　神戸市立医療センター中央市民病院消化器内科
大久保佑樹　　神戸市立医療センター中央市民病院消化器内科
岡本直樹　　　市立奈良病院消化器肝臓病センター消化器内科
岸埜高明　　　市立奈良病院消化器肝臓病センター消化器内科
北江博晃　　　京都府立医科大学消化器内科
北岡真由子　　社会医療法人近森会 近森病院消化器内科
小島康司　　　日本赤十字社 高知赤十字病院消化器内科
佐柿　司　　　国立病院機構岡山医療センター消化器内科
占野尚人　　　神戸市立医療センター中央市民病院消化器内科
須藤和樹　　　国立病院機構岡山医療センター消化器内科
草加裕康　　　川崎医科大学附属病院・肝・胆・膵内科
田中由香里　　神戸市立医療センター中央市民病院消化器内科
長尾宗一郎　　神戸市立医療センター中央市民病院消化器内科
永原華子　　　国立病院機構岡山医療センター消化器内科
濱本英剛　　　永山消化器・内視鏡内科
福本晃平　　　市立奈良病院消化器肝臓病センター消化器内科
古立真一　　　国立病院機構岡山医療センター消化器内科
細谷和也　　　神戸市立医療センター中央市民病院消化器内科
間嶋　淳　　　近江八幡市立総合医療センター消化器内科
松村晋矢　　　京都府立医科大学消化器内科
安田剛士　　　京都府立医科大学消化器内科
安田　律　　　市立奈良病院消化器肝臓病センター消化器内科
吉田拓馬　　　京都府立医科大学消化器内科

审译者名单

主审

张澍田　首都医科大学附属北京友谊医院　　　　王拥军　首都医科大学附属北京友谊医院
吴　静　首都医科大学附属北京友谊医院　　　　陈光勇　首都医科大学附属北京友谊医院
李　鹏　首都医科大学附属北京友谊医院

副主审

冀　明　首都医科大学附属北京友谊医院　　　　左秀丽　山东大学齐鲁医院
吴咏冬　首都医科大学附属北京友谊医院　　　　蔺　蓉　华中科技大学同济医学院附属协和医院
庹必光　遵义医科大学附属医院　　　　　　　　祝　荫　南昌大学第一附属医院
王良静　浙江大学医学院附属第二医院

主译

孟凡冬　首都医科大学附属北京友谊医院　　　　翟惠虹　首都医科大学附属北京友谊医院
刘揆亮　首都医科大学附属北京友谊医院　　　　周安妮　首都医科大学附属北京友谊医院

副主译

岳　冰　首都医科大学附属北京友谊医院　　　　陈振煜　南方医科大学南方医院
徐　瑞　首都医科大学附属北京友谊医院　　　　徐勤伟　同济大学附属上海市东方医院

参译（排名不分先后）

董宁宁　首都医科大学附属北京友谊医院　　　　施海韵　首都医科大学附属北京友谊医院
郝晓雯　首都医科大学附属北京友谊医院　　　　宋久刚　首都医科大学附属北京友谊医院
何　振　首都医科大学附属北京友谊医院　　　　孙秀静　首都医科大学附属北京友谊医院
胡海一　首都医科大学附属北京友谊医院　　　　田芝雷　中国人民解放军空军特色医学中心
焦　月　首都医科大学附属北京友谊医院　　　　王俊雄　首都医科大学附属北京友谊医院
李文燕　首都医科大学附属北京友谊医院　　　　王文海　首都医科大学附属北京友谊医院
牛应林　首都医科大学附属北京友谊医院　　　　魏红涛　首都医科大学附属北京友谊医院
李红梅　首都医科大学附属北京友谊医院　　　　信亮亮　首都医科大学附属北京友谊医院
李婕琳　首都医科大学附属北京友谊医院　　　　姚　欣　首都医科大学附属北京友谊医院
李　巍　首都医科大学附属北京友谊医院　　　　俞　力　首都医科大学附属北京友谊医院
李荣雪　首都医科大学附属北京友谊医院　　　　赵海英　首都医科大学附属北京友谊医院
刘国伟　上海皓峻医疗　　　　　　　　　　　　周巧直　首都医科大学附属北京友谊医院
刘春涛　首都医科大学附属北京友谊医院　　　　周艳华　首都医科大学附属北京友谊医院
吕富靖　首都医科大学附属北京友谊医院　　　　宗　晔　首都医科大学附属北京友谊医院
马　丹　首都医科大学附属北京友谊医院　　　　祝建红　苏州大学附属第二医院
孟　莹　首都医科大学附属北京友谊医院

原书序

　　《**百例精选** 胃放大内镜与病理对比合集》的修订版收到了。本书包括总论和精心准备的优秀病例合集。还附有用于训练的 100 个网上病例。这真不愧是青年才俊医生们的创意，可以想象许多人拿到这本书时期待的样子。

　　自 2006 年新潟放大内镜研究会成立以来，历经数年，已经发展至札幌、东京、京都、奈良、神户、冈山和高知。这本合集由包括京都、奈良、神户、冈山和高知在内的西日本协会的主要成员执笔。放大内镜与病理对比诊断研究会是这 5 个地方研究会的总称，负责担任本书的编集。

　　笔者一贯倡导根据放大内镜推测病理组织学的重要性，本书也一如既往地秉承了这一原则，我感到非常荣幸。

　　受到作者们"根据病理组织学推测放大内镜诊断"和"快乐新潟放大内镜研究会"的启发，在本书的序中也增加了对研究会的追思。

　　新冠疫情以来的 1 年多，放大内镜研究会被迫改为线上会议。以前研究会的快乐来自于深入的思考、热烈的争论，以及会后大家一边畅饮一边讨论的热烈场景。而现在无法面对面地交流，深感遗憾。希望各组织的放大内镜研究会能尽快恢复线下会议，本书的作者们能够在现场进行面对面的交流和讨论。

　　从事内镜诊疗的各位同道，一定会从这本由专攻胃放大内镜诊断的年轻医生们执笔的合集中找到胃放大内镜诊断的乐趣。

新潟大学地方医疗教育中心·鱼沼基干医院　消化内科　八木一芳

2021 年 8 月

消化道肿瘤的早诊早治对于降低消化道肿瘤的死亡率、改善预后具有极其重要的意义。消化内镜诊疗是消化道肿瘤早诊早治的重要方法。近十余年来，随着消化内镜筛查和治疗的不断推广，我们在消化道早期肿瘤的内镜发现、诊断和治疗上获得了长足的进步，但也存在一定不足，进一步规范和提高消化道早癌的内镜诊疗水平依然任重而道远。

放大内镜精查在消化道早癌的内镜诊疗中具有重要价值。内镜治疗前准确、精细的放大内镜检查是规范、精准地进行内镜治疗的保障。内镜治疗前应通过放大内镜对病变性质、浸润深度、病变范围进行准确诊断，才能制订精准的治疗方案，使患者获益。因此，从事消化道早癌内镜诊疗的医生应认真学习放大内镜诊断的相关知识，熟练掌握放大内镜的基本操作，努力提高个人的诊断水平。这个过程需要长期的积累，既要勤于读书，充分掌握相关的基础理论；又要反复实践，理论结合实际，不断提高水平。当然，对于个人所操作的病例，反复进行详细的临床与病理对比，理解放大内镜下表现的病理成因是提高内镜诊断水平的一条捷径。

日本学者在建立放大内镜的诊断理论体系上做了许多开创性的工作，在内镜—病理复原方面也一直走在前列。本书是最新出版的有关早期胃癌放大内镜诊断的教科书。在总论中，对胃早癌放大内镜的最新理论知识和具体操作方法进行了归纳，重点讲述了精细化"点对点还原"的处理方法。在病例分析部分，介绍了 18 个经典病例，展示了放大内镜诊断的具体流程，也包括了近年来关注的胃底腺型胃癌、超高分化型胃癌等病例的诊断，相信对从事放大内镜诊断的同道们一定会有所帮助。本书最后还附有 100 个网上病例及详解，方便读者通过这种问答训练的方式进行自学，非常适合初学者和年轻医生们。

因此，我非常高兴地向大家推荐这本由首都医科大学附属北京友谊医院消化内科和病理科团队，以及兄弟医院的同道们共同翻译和审校的关于放大内镜诊断的书籍。在此也特别感谢辽宁科学技术出版社的编辑们为本书出版所付出的努力。最后，衷心希望本书对各位从事消化道早癌内镜诊疗的同道们有所帮助。

张澍田

2022 年 11 月

推荐序 2

首先祝贺本书的中文译本正式出版。

衷心祝贺!

笔者的单位自 2018 年起,接待了很多来自中国的消化内镜医生。我向各位进修学习的医生们展示了许多与内镜图像对应的病理组织学图像,并指导大家学习根据组织学图像理解内镜图像的成因、最终进行诊断的方法。很多中国医生对这种诊断方法非常感兴趣。而我本人也自 2017 年起,多次受邀来中国演讲并指导内镜操作,期间深切地感受到中国医生们的热情和亲切。目前由于新冠疫情,非常遗憾仅能通过视频进行交流,衷心期待能和大家再次相聚,面对面地交流。

本书是由曾经参加过我所举办的"新潟放大内镜研究会",并对基于组织学图像学习放大内镜具有浓厚兴趣的医生们执笔完成的。本书汇集了许多胃部疾病的病例,是学习各种胃部疾病最好的教科书。衷心希望广大的中国消化内镜医生们拥有本书。

另外,也衷心期待能再次来中国与各位医生分享和交流放大内镜的经验,盼望这一天尽早到来!

新潟大学地域医疗教育中心·鱼沼基干医院　消化内科　八木一芳

2022 年 10 月,于出梅季节的新潟

目录

Ⅰ章　总论

Ⅱ章　病例展示

Ⅲ 章　百例精选　　　　　　　　　　　　　　　　　206

网络资源的使用方法

网络资源收录了本书相关的 100 个网上病例。扫描二维码即可呈现目录，点击目录可以进入相关页面直接观看。此为一书一码，此二维码提供两次扫描机会，扫描两次后，二维码不再提供免费观看病例机会。购买本书的读者，一经扫描，即可始终免费观看本书附录内容。本内容受版权保护，如因操作不当引起的附录内容不能观看，本出版社不负任何责任。切记，勿将二维码分享给别人，以免失去自己的免费观看附录内容机会。

yTbKe

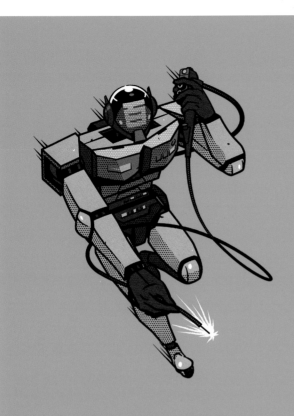

Ⅰ章

总论

发现病变及读片方法

本书的目的是结合内镜和病理诊断学习病变的放大内镜诊断。

但是，对病变进行放大内镜观察前，首先需要发现病变。发现可疑病变后，按照抵近观察、靛胭脂染色、最后放大观察的顺序进行诊断。

在本节中，主要针对发现病变、读片方法进行讲解。

发现病变（图1，图2，表1，表2）

为了发现病变，首先需要清除干扰内镜观察的黏液。检查前（10~20min）服用去黏液剂链霉蛋白酶，检查过程中一边用水充分冲洗，一边进行观察。

为了保证既能充分观察，又能在短时间内完成检查，减轻患者痛苦，需要提高冲洗和观察的效率。因此，应注意重力的方向，这一点是非常重要的。一边注意观察由于重力吸引导致的水流方向改变，一边用水冲洗，同时旋转左右、上下角度钮，像"舔干净"一样高效地将胃黏膜冲洗干净。另外，笔者发现使用10mL或20mL注射器注水冲洗时，水很容易流走，冲洗效果不佳，笔者会改用50mL注射器。

在日常操作中，可以有意识地练习判断水流方向，这样在进行多部位取活检时，就能更好地决定活检顺序；在内镜黏膜剥离术（ESD）中，也更容易判断重

力方向。另外，冲洗后残留的水和胃液会影响内镜观察，患者呕吐后还可能导致误吸。因此，一定不要忘记将残留液体吸引干净。

观察胃部时，应注意胃内容易漏诊的部位，即胃角、胃窦小弯、胃体后壁、贲门直下、胃体中上部前壁、从胃角对侧（体窦交界大弯，译者注）至胃体下部大弯侧。应仔细观察不留死角。对于贲门、后壁的观察，可调节左右旋钮，这有利于充分观察。但是，年轻医生观察时，大多不习惯使用左右旋钮，有时也会出现用右手调节左右旋钮的情况。实际上，像放大内镜这种细致操作、精准活检以及ESD操作，左手调节左右旋钮这种精细操作是非常必要的。对于难以观察的部位，应结合正镜、倒镜、调节左右旋钮等来变换角度进行观察。

内镜筛查的方法多种多样，建议养成自己习惯的观察顺序。但是，胃的形状千差万别，有时也会遇到无法按照常规顺序观察的情况。因此，在日常检查中，应边观察边思考，哪些部位可以看清，哪些部位是盲区，怎样操作才能观察到。只有这样，在遇到特殊情况无法按常规方法观察时，才能意识到哪些部位是盲区容易漏诊。

观察时应注意调整充气量。充气不足时，隐藏在皱襞之间的病变会漏诊。充气过多时，黏膜过度伸展、变薄，该处的

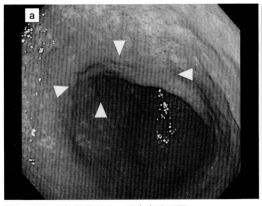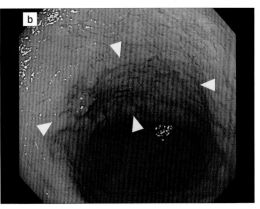

图1　根据空气量的多少，观察方法不同

a：充气量较多时的观察像。可见黏膜下血管透见明显，诊断萎缩。胃体下部前壁可见血管透见不佳的区域。

b：稍稍减少充气量的观察像。背景的血管透见消失。病变呈发红、混杂有黄色调的凹陷性病变，边界易于识别。

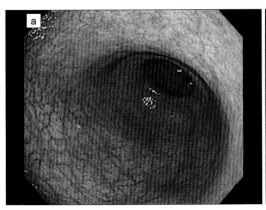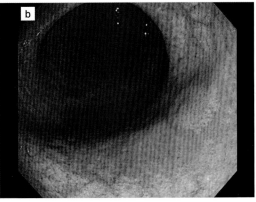

图2　病变不止1个——多发病变1例

a：背景黏膜可见显著的黏膜下血管透见，诊断重度萎缩。胃窦大弯侧可见发红隆起。在这张照片中还有另外1个病变，能诊断出来吗？由于病变不止1个，因此不要急于接近病变，而应缓慢、逐渐地靠近病变。

b：发红隆起病变的口侧可见发黄的不规则病变。即使非放大观察，边界也很清晰，考虑为上皮性肿瘤。通过图像增强内镜（IEE）放大观察，可明确表面结构和血管结构。

病变被展开，病变的高低差、色调差异不易分辨。不过，充气量多时，易于观察背景黏膜的血管透见，识别肿瘤区域的黏膜下血管透见度减低（**图1a**）。反之，充气量少时，黏膜变厚，容易识别轻微的高低差，色调差别也更明显（**图1b**），但由于血管透见性减低，血管透见差的区域很难识别。也就是说，应充分理解根据空气量的多少进行最理想的观察，在充气量多时，观察黏膜下的血管透见；在中等气量时，观察黏膜的凹凸变化。

所谓发现病变就是要找出病变与周边黏膜的差别。包括：凹陷、发红、发白、发黄、血管透见不良等。为了找出病变与周围黏膜的差别，需要先了解不同病变的背景黏膜具有不同的特点。

然而，胃黏膜中的背景黏膜多种多样：幽门腺、胃底腺、腺体边界、中间

表 1 不同背景黏膜应注意的病变

HP 未感染	·褐色病变（在腺体边界附近多为印戒细胞癌） ·发红病变［需要与增生性息肉相鉴别，树莓型（小凹上皮型）胃癌］ ·SMT样隆起（胃体上部~贲门的胃型高分化型癌） ·贲门癌 ·未分化型腺癌 　平坦性病变：初期为白色平坦区域（增殖带未被破坏） 　凹陷型病变：形成明显的断崖样凹陷（增殖带被破坏，形成凹陷），有时伴糜烂、剩 　余黏膜（**图3**）
HP 现症感染	·根据色调、高低差、表面结构，大多可判断出病变清晰的边界线（demarcation line，DL） ·注意自发性出血、单发糜烂 ·常可见白色黏液附着，充分注气后观察，有时可见胃体大弯的皱襞水肿
HP 既往感染/除菌后	·仔细观察中间带 ·常可见边界不清的病变（由于癌的表层覆盖非肿瘤黏膜，或癌灶内混杂非肿瘤黏膜） ·血管透见性减低的区域（**图4**） ·除了发红的病变外，也常见发黄的平坦病变 ·注意自发性出血、单发的糜烂性病变 ·理解除菌后色调逆转、地图样发红（斑状发红）等特征 　→等等! 这真是除菌后的改变吗？（**图5，图6**） 　★感到有违和感时，应进行 IEE 或色素内镜检查! ·在萎缩、肠化的背景中发生的未分化型癌，由于癌细胞在稀疏的腺管和增宽的间质中生长，病变范围的判断非常困难

表 2 对于病变本身应注意的特征

分化型腺癌	·增殖形式：膨胀性生长（边界清晰） ·对背景黏膜的影响：挤压性、置换性增殖 ·肉眼分型：隆起（~凹陷）
未分化型腺癌	·增殖形式：弥漫性浸润（由于表层为非肿瘤黏膜，肿瘤在黏膜固有层内生长，边界不清） ·对背景黏膜的影响：浸润性增殖 ·肉眼分型：凹陷（~平坦） ·形成断崖样凹陷 ·形成剩余黏膜

带；H.pylori（HP）未感染的黏膜；*HP* 感染存在炎症的黏膜；*HP* 除菌后改变；萎缩、肠化等。由于存在各种各样复杂的背景，因此，检查时应注意其各自的特点，这对发现病变非常有帮助（**表1，表2**）。

所有接受内镜检查的患者均有发生胃癌的可能，若此次检查漏诊，不知道何时患者才能接受下一次检查，因此，日常工作中应珍视对于患者来说如同"一期一会"（指人的一生中可能只经历一次，译者注）的检查机会。

发现病变时，可能会想"太好了，发现胃早癌了"。但病变可能不止一个，可能存在多发病变，因此千万不能大意（**图2**）。有时发现病变后就不再观察周边黏膜，直接改用放大内镜观察，这种做法是不恰当的。看到病变后，应先在白光下观察远景、中景、近景，然后按照 NBI（窄带成像技术）非放大、弱放大至高倍放大的顺序逐渐提高放大倍率进行观察。

发现病变（病变存在的诊断）后还要进行病变性质的诊断（癌与非癌的诊断，肉眼分型，范围诊断，浸润深度诊断，组织学分型的诊断），因此应使用

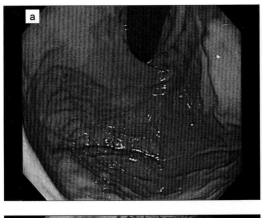
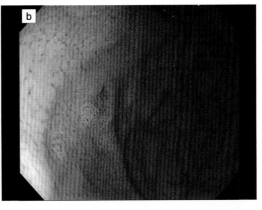
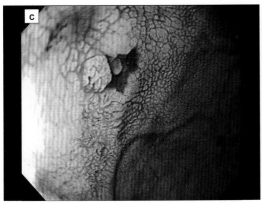
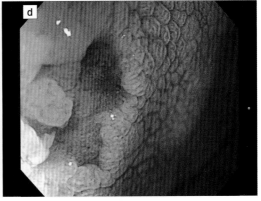
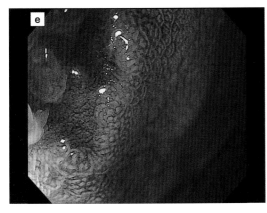

图 3 HP 未感染的胃黏膜凹陷性病变的实例

a：*HP* 未感染，30 余岁女性的内镜筛查图像。胃底穹隆部可见小型发红的凹陷。

b：抵近观察，可见局部呈断崖样的陡峭凹陷。

c：喷洒靛胭脂染色，可见凹陷处靛胭脂沉积较多，无法观察表面结构。

d：以内镜前端接触凹陷边缘，清除多余的靛胭脂，表面结构显示清晰。

d：NBI 放大内镜观察，可见表面结构不规整，血管结构异常。施行 ESD，诊断为黏膜内印戒细胞癌。

IEE 进行观察。

治疗的情况，既往有无乳腺癌、肺癌等恶性肿瘤史，*HP* 抗体和抗原检查的结果等。

读片方法

那么，具体说来，应如何进行读片呢？请看下面的读片要点。

首先，应了解患者的年龄、性别、既往病史等基本信息。还应关注患者 *HP* 除菌

1. 背景黏膜的诊断

内镜读片时，首先诊断背景黏膜。根据《京都胃炎分类》的内镜所见，诊断 *HP* 感染状态：现症感染、未感染、既往感染/除菌后；萎缩程度（封闭型 closed

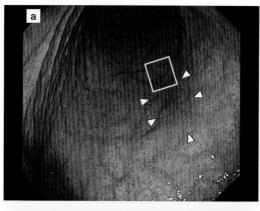
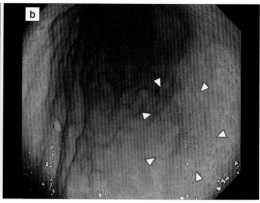
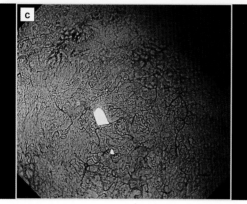

图4 血管透见度降低区域的观察实例

a：空气量较多时的观察像，可见血管透见增强，诊断萎缩性胃炎。胃体中部大弯偏后壁可见血管透见不佳的区域。

b：稍稍减少空气量的观察像，看不到背景的血管透见，但是病变边界清晰可见，呈发红至混杂黄色调的凹陷型病变。

c：NBI放大内镜观察，表面结构显示不清，血管结构不规整，诊断为癌。

type，开放型 open type）的诊断。

染色的图像并不涉及病变的色调。

2. 描述白光内镜下表现：病变部位、病变周边黏膜、病变特征

对于背景黏膜中提示存在问题的部位，一般应在白光下观察病变的远景、近景以及调节注气量状态的图像。描述病变部位后，在了解病变周边黏膜（是幽门腺、胃底腺还是肠上皮化生的黏膜）的基础上，描述病变特征（色调、凹凸、大小）。

3. 靛胭脂染色后描述黏膜表面结构、平台状隆起等表现

靛胭脂染色后可进一步了解黏膜表面结构、平台状隆起等表现。注意靛胭脂

4. 描述诊断依据，提出白光下的内镜诊断，列出鉴别诊断

描述诊断依据后，进行白光下的内镜诊断（癌与非癌，诊断癌时进一步确定肉眼分型、大小、组织学分型、浸润深度）。浸润深度诊断为SM浸润时，需要描述病变部位、范围、根据哪些内镜表现诊断SM浸润癌，如果需要与其他疾病相鉴别，也应列举相关的鉴别诊断。

5. NBI放大图像的解读

接下来，解读NBI放大图像。NBI不仅可以用于解读病变本身，也可以诊断病

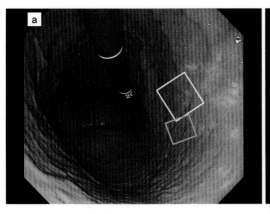

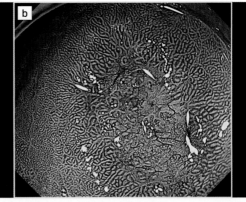

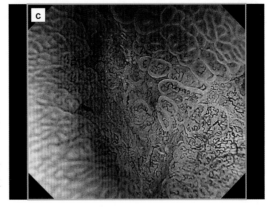

图 5　HP 除菌后的萎缩背景中也可发生的多发性未分化型腺癌 1 例

a：因除菌后筛查行内镜检查，胃体小弯部可见萎缩。

b，c：也可看到除菌后的萎缩性改变，但是放大内镜下可见表面结构不明显、血管不规整。诊断多发性未分化型腺癌。

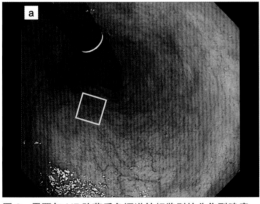

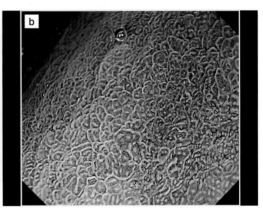

图 6　需要与 HP 除菌后色调逆转相鉴别的分化型腺癌

a：70 余岁，男性，8 年前行 ESD 和除菌治疗，以后每年接受内镜检查。胃体小弯处黏膜发红，诊断为除菌后色调逆转。

b：当感到具有违和感时应使用 NBI 以及 NBI 联合放大内镜进行观察。行 NBI 放大观察时，可见包含发红区域在内的大片的表面结构不规整，诊断为分化型腺癌。

行 ESD 治疗。病理诊断：pType 0-Ⅱb+Ⅱc+Ⅱa，肿瘤大小为 80mm×48mm，tub1 > tub2，pT1a（M），Ly0，V0，pHM0，pVM0。

变的背景黏膜［如根据针孔状腺管开口（small round pit）诊断胃底腺，根据亮蓝嵴（light blue crest，LBC）诊断肠上皮化生等］。下一步解读病变的NBI放大图像。考虑为癌时，需进一步诊断病变有无边界、表面结构、血管结构。读片时应一边解读病变的表面结构和血管结构，一边想象病变的组织学类型、病理切片的表现。

6. 描述最终诊断

最后描述最终诊断。当诊断为癌时，应描述病变大小、肉眼分型、组织学分型、浸润深度。病例汇报时，个人介绍的诊断部分结束后，应做一个总结，"就是以上这些"。

对于同样的内镜所见的描述需要反复进行练习，避免表述啰唆，应逐步培养自己叙述准确、简明扼要的习惯。

在研讨会上一般无法按部就班地进行读片。因此，在日常诊疗工作中，需要努力练习，按照上述的顺序进行读片。

北村陽子（市立奈良病院 消化器内科）

胃放大内镜的基础
——结构

在放大内镜下观察，胃的表面结构是怎样的?

胃由腺管组成，其表面结构的凹陷部分是胃小凹，凸起的部分是窝间部。从上方所看到的表面结构就是内镜下的表现（**图 1**）。这种凹凸结构即使在白光下也能看到，如果喷洒靛胭脂或醋酸（浓度大多为 1.5%）染色，其结构会更加清楚。

在 NBI 下，表面血管呈褐色，容易识别。由于血管包绕在腺管周围，因此可以根据血管的形状预测腺管的结构。另外，在 NBI 下，窝间部发白，可根据所观察到的白区（white zone）的形态预测腺管结构。

肿瘤诊断

大多数肿瘤，尤其是分化型，其表面结构和血管不规则，与非肿瘤分界明显，这个分界线被称为边界线（demarcation line，DL）。

根据病变与非肿瘤黏膜表面结构是否存在差异，判断其结构是否规则。如果病变表面结构与背景不同，则诊断为不规则；如果相同，则不诊断为不规则。

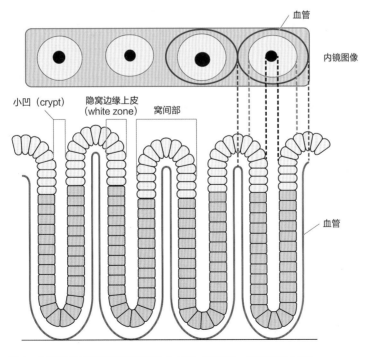

图 1　内镜图像与胃黏膜表面结构（小凹，窝间部，隐窝边缘上皮）

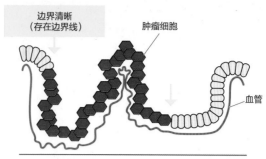

图2 分化型癌

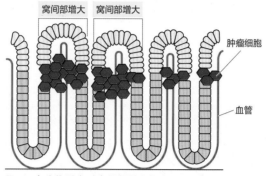

图3 未分化型癌（窝间部增大）

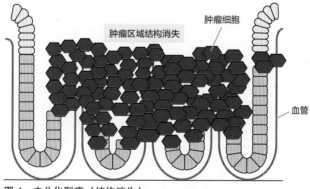

图4 未分化型癌（结构消失）

分化型癌

大多发生于具有萎缩背景的黏膜。癌细胞生长并替代胃的非肿瘤细胞，与背景的非肿瘤性表面结构之间具有差异，因此多数病例具有清晰的边界，肿瘤表面结构不规则（**图2**）。

未分化型癌

有时癌细胞在非肿瘤性上皮下增殖，边界不清。由于癌细胞在上皮下增殖，挤压固有的腺管结构，有时会造成窝间部增大（**图3**）。随着肿瘤组织增多，腺管结构被破坏，结构消失（**图4**）。

参考文献

[1]Yagi K, et al：Diagnosis of early gastric cancer by magnifying endoscopy with NBI from viewpoint of histological imaging：mucosal patterning in terms of white zone visibility and its relationship to histology. Diagn Ther Endosc 2012：954809, 2012.

森田周子（神戸市立医療センター中央市民病院 消化器内科）

看到哪儿？能看见什么？
NBI 的原理

窄带成像技术（narrow band imaging，NBI）是通过窄带光谱进行观察的图像增强技术，可以更清晰地显示黏膜表面的毛细血管和表面结构。

EVIS LUCERA 系列（奥林巴斯公司）的内镜在使用 NBI 时，在内置光源的氙灯和 RGB 滤光器之间插入了窄带滤光器。窄带滤光器保留白光中波长为 415nm 的蓝光和 540nm 的绿光，然后通过 RGB 旋转滤光器分离，顺序照射于物体表面并被反射（**图 1**）。EVIS LUCERA ELITE 第二代 NBI 对滤光器和光源进行了改进，提高了照明亮度。

血红蛋白的吸收特性是吸收峰值为 415nm 和 540nm 左右波长的光。配合这种吸收特性，使用 415nm 和 540nm 的窄带光照射组织时，容易被血红蛋白所吸收，因此，富含血红蛋白的血管颜色变暗，血管轮廓更加清晰。

普通光的波长越短，光线越散乱，光线无法到达组织深部。相反，波长越长，光线的散射程度降低，光线越容易到达组织深部。也就是说，波长较短的 415nm 的光可以到达黏膜表层，通过这种光所获得的图像可以反映黏膜表层的血管；波长较长的 540nm 的光则可以到达黏膜深层，反映黏膜深层的血管。415nm 的光所获得的图像进一步经过白光宽带光谱中的 B 和 G 通道分离，而 540nm 的光经过 R 通道分离进行图像处理，结果表层血管显示为茶褐色，而深层血管呈绿色（**图 2**）。

胃表层（约 50μm 的深度）的微小血管（**图 3**）在 NBI 放大下观察呈茶褐色。而胃深层（约 200μm 的深度）的集合小静脉在 NBI 放大下观察呈绿色。

肿瘤显露于表层的胃癌（多为分化型癌）可以在 NBI 下直接观察肿瘤的腺管结构和血管（**图 4**）。另一方面，未分化型癌、牵手型胃癌在表层存在非肿瘤腺管覆盖，肿瘤位于黏膜深层，无法直接观察肿瘤的腺管结构和血管。这种情况下，黏膜表层的非肿瘤腺管组织的图像受深部肿瘤的影响会发生改变，NBI 图像可以反映这种变化（**图 5**）。有时可以看到表层覆盖的非肿瘤腺管厚度变薄以及深部肿瘤所致的血管透见。

参考文献
[1] 八木一芳, 他：胃の拡大内視鏡診断 第2版. 医学書院, 2014

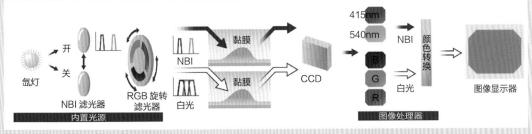

图 1 NBI 原理（奥林巴斯公司提供）

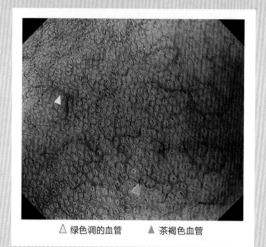

△ 绿色调的血管　▲ 茶褐色血管

图 2　胃底腺区域的 NBI 放大像

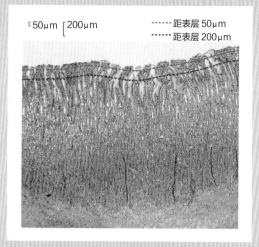

⌜50μm ⌜200μm　　⋯⋯ 距表层 50μm
　　　　　　　　⋯⋯ 距表层 200μm

图 3　胃底腺区域的 HE 图像和距表层的距离

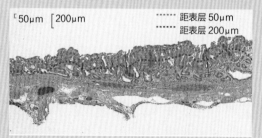

⌜50μm ⌜200μm　　⋯⋯ 距表层 50μm
　　　　　　　　⋯⋯ 距表层 200μm

图 4　分化型胃癌的 HE 图像和距表层的距离

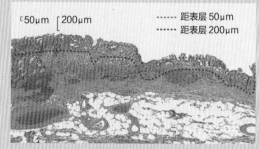

⌜50μm ⌜200μm　　⋯⋯ 距表层 50μm
　　　　　　　　⋯⋯ 距表层 200μm

图 5　未分化型胃癌的 HE 图像和距表层的距离

細谷和也，森田周子（神戸市立医療センター中央市民病院 消化器内科）

胃放大内镜的基础
——血管

放大内镜下根据血管进行诊断的效力是不同的

在使用放大内镜进行诊断时，将表面结构与血管结构分别进行解读是非常重要的。很多医生认为解读血管难度很大。在没有放大内镜的时代，胃癌的内镜诊断需要根据肉眼形态进行判断，而放大内镜问世后，可以直接根据血管进行诊断。但是，有很多医生直到现在也不习惯依据血管来进行诊断。究其原因恐怕是因为血管与病理的对比难度较大（表面结构与病理对比较为容易）所致吧。鉴于这种困难，许多医生更习惯于根据表面结构来进行诊断。根据血管诊断的准确性似乎差一些。笔者认为造成这种情况的主要原因在于能指导年轻医生对血管进行正确拍照和解读的资深指导医生较少。

根据血管进行诊断的第一步是先学习有关毛细血管的基础知识，在理解放大内镜原理和操作技术的基础上，正确地进行拍照，观察病变。倘若忽略了这一步，无论既往曾积累过多少读片经验，诊断也会倾向于主观判断，诊断能力达到一定水平后就无法继续提高。

解读血管需要使用最大放大倍率

笔者通常指导医生使用最大放大倍率进行观察，原因有两个：第一，如果不使用最大倍率就无法显示毛细血管的光学图像。另一个原因是如果不使用最大倍率，一般就无法观察到被隐窝边缘上皮所覆盖的血管。

有人认为高倍放大时图像不易解读，而弱放大时容易解读。对于活检已经明确性质的病变，如果是为行 ESD 等治疗确定病变范围，只需找出边界线即可，这时可以仅通过弱放大、非放大、色素喷洒观察那些容易诊断的病变，无须放大至最大倍率观察血管。

但也应认识到，当遇到诊断困难的病变时，如活检诊断为 Group2，病理学上也很难判断病变的性质，如果不能正确判断血管，就无法获得准确的诊断。

关于毛细血管的基础知识

胃黏膜的毛细血管起源于细动脉，按照毛细血管网→后毛细静脉→集合细静脉→细静脉的顺序，从动脉系统汇入静脉系统。直径最细的血管是毛细血管网，大约为 $8\mu m$（文献报道为 $5\mu m$ 左右）。为了看清最细的毛细血管，需要将我们现在所

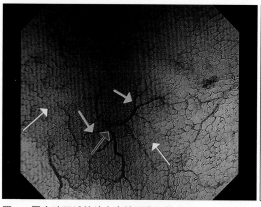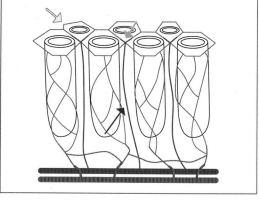

图 1　胃底腺区域的放大内镜图像和模式图

黄色箭头为毛细血管网，绿色箭头为后毛细静脉，红色箭头为集合细静脉。

（内多訓久，他：胃 NBI 拡大観察による異常血管．野中康一，他．上部・下部消化管内視鏡診断マル秘ノート 2. p.142，医学書院，2018 より転載）

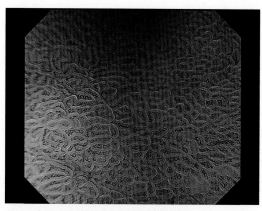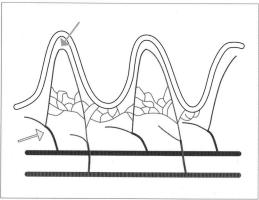

图 2　幽门腺区域的放大内镜像和模式图

通常情况下，从黏膜面看不到毛细血管网，但是可看到汇入集合细静脉的血管呈线圈状，绿色箭头为线圈状的血管（相当于后毛细静脉），黄色箭头为集合细静脉。

（内多訓久，他：胃 NBI 拡大観察による異常血管．野中康一，他．上部・下部消化管内視鏡診断マル秘ノート 2. p.143，医学書院，2018 より転載）

使用的放大内镜放大至最大倍率进行观察。

　　血管的结构大体可分为两类，我们应了解血管的三维立体结构。胃底腺区域的血管呈蜂巢状，从黏膜表层可看到围绕胃小凹相互吻合的毛细血管网。另一方面，在幽门腺和呈绒毛样的肠上皮化生区域，毛细血管网仅在深层少量存在，从深层一边吻合一边汇入黏膜表层，在表层略微增粗的血管一边在间质内相互吻合一边分布于表层（**图1，图2**）。

在理解放大内镜原理和操作技术的基础上，正确摄片进行观察

　　当黏膜表层被覆低异型度上皮、非癌上皮时，仅根据最表层的血管很难判断是否存在形态异常，这时应将表层黏膜尽量伸展，以便观察到深部的血管，这一点是非常重要的（**图3**）。当使用最大倍率

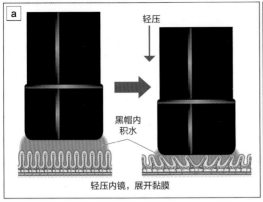

轻压

黑帽内
积水

轻压内镜，展开黏膜

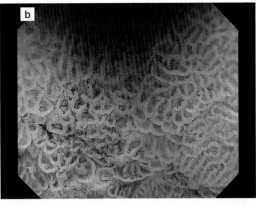

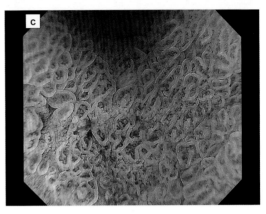

图3　使用最大倍率观察的方法①（将黏膜表面尽可能展开，观察深部的血管形态）

a：伸展黏膜，可以看到无法观察到的小凹上皮。

b：仅以最大倍率放大病变部分，边界线（demarcation line）显示不清。

c：将背景黏膜伸展的最大放大倍率图像。可以详细地观察血管，分辨边界线。

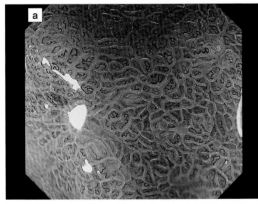

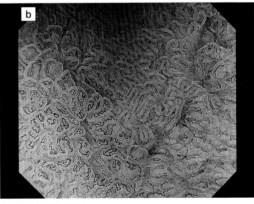

图4　使用最大倍率观察的方法②（从垂直方向接近，使黏膜展平后观察）

a：不能很好地接近病变，无法准确对焦。黑帽内也未注水，没有使用水浸法观察。

b：漂亮地展平黏膜，准确对焦。透明帽内注水，可以用水浸法拍照。

观察时，观察的部位深度变浅，若从侧向观察，黏膜受压，一部分黏膜无法准确对焦，边界线看起来就会变得不规整。这时应从垂直方向接近，在黏膜展平的状态下观察，这很重要（**图4**）。为了拍到漂亮的照片，需要学习相关的技术和操作技巧。如果能掌握这项技术，就能从血管结构的图像中获得丰富的信息，诊断能力将会有质的飞跃。使用最大放大倍率进行观察，不像内镜黏膜剥离术（ESD）那样可能存在一定的操作风险，在操作技术上是没有争议的。不过，为了在血管结构图像的解读上达到极致，首先应学会拍摄准确而漂亮的照片，在此基础上进行读片，这才是改进和提高的第一步。

了解诊断方法的基本事项和局限性，在实际临床工作中，逐步提高诊断水平

下面介绍诊断方法上应注意的事项。在诊断方面，基本上还是沿用 MESDA-G（早期胃癌的放大内镜简易诊断流程，magnifying endoscopy simple diagnostic algorithm for early gastric cancer）的标准，考虑存在明显的边界线（demarcation line）时应怀疑为上皮性肿瘤。形态学上的诊断根据 VS 分类（血管加表面结构，vessel plus surface classification）。血管模式分为：规则（regular）、不规则（irregular）和消失（absent）。是否规则应根据形状是否均一、分布是否对称、排列是否规则来进行判断。

大多数胃癌可以根据 MESDA-G 进行诊断，随着放大内镜技术的普及，需要建

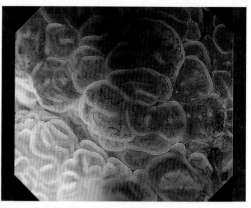

图 5　分类模式以外的病变实例
炎症？肿瘤？根据内镜所见考虑如何进行诊断是非常重要的。

立能够被大多数医生所理解的分类模式（pattern）。但是，也有一些病变超出了现有的诊断模式，实际工作中，也存在看起来规则（regular），但实际上为癌；反之，也存在那种乍一看貌似不规则，但却是非癌的情况（**图 5**）。

如果把最大限度地接近病理诊断作为内镜诊断的目标，就需要在最大放大倍率下拍摄出漂亮的照片，并对血管逐一进行观察，将内镜下所见与病理所见联系起来，分辨癌与炎症之间的细微差异，这是唯一可行的学习方法。

内多訓久（高知赤十字病院 消化器内科）

专栏 2

看到哪儿？与 NBI 的区别？
BLI 的原理

前言

蓝激光成像技术（blue laser imaging, BLI）是一种与 NBI 相同的图像增强内镜检查技术，使用窄带光谱能清楚地观察黏膜表面的微结构、微细血管。BLI 与 NBI 的最大区别在于使用的照射光不同。NBI 使用的是由氙灯提供的白光，而 BLI 使用的是短波激光。NBI 从白光中过滤出窄带光谱成像，BLI 则直接使用窄带光谱。这样解释可能不太好理解。下面，让我们先来看看这两种技术的原理和观察方法有哪些不同。

BLI 的原理

富士胶片公司生产的搭载激光光源的内镜系列 LASEREO 使用 450nm 的白光观察用激光和 410nm 的 BLI 观察用激光两种波长不同的激光，结合荧光体照射和独特的图像处理技术，通过白光和窄带光强调显示黏膜表面的微血管和微结构。BLI 功能可以调整白光观察用激光和窄带光观察用激光的发光比率，设定两种不同的模式。BLI 观察用激光比例较高时为 BLI 模式，白光观察用激光比例较高时为 BLI-bright 模式（**图 1**）。

BLI 与 NBI 的区别

在早期胃癌的诊断方面，BLI 与 NBI 放大观察相比，BLI、BLI-bright 相较于 NBI 对表层血管的显示和病变边界的诊断能力是相同的。但对于中分化癌，BLI 和

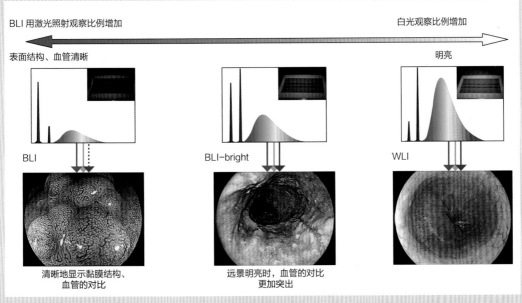

BLI 用激光照射观察比例增加   白光观察比例增加

表面结构、血管清晰   明亮

BLI   BLI-bright   WLI

清晰地显示黏膜结构、血管的对比   远景明亮时，血管的对比更加突出

图 1 BLI、BLI-bright 和 WLI（白光）照射的观察方法的区别

I. 总论   **17**

BLI-brigh 可以发现更多表面微结构异常的病变，根据组织学类型的不同，NBI 和 BLI 的观察方法有时也有差别。

当与病理组织学标本进行详细比对时发现，在 BLI 放大观察中可见结构（微结构不规则，irregular MSP），而在 NBI 放大观察中看不到结构（微结构缺失，absent MSP）的病变的肿瘤腺管平均深度（隐窝深度，crypt depth）为 56μm。据报道，对于肿瘤腺管为小型腺管的病变，使用 BLI 观察看得更清楚。推测这可能是因为 BLI 与 NBI 的窄带光谱的中心波长和波长幅度不同（**图2**），它们各自具有独特的图像处理技术，从而造成呈现的图像画质不同。下面这个病例显示，与 NBI 相比，BLI 对肿瘤表面的微结构显示得更清晰（**图3**）。

总结

怎么样？对 BLI 和 NBI 的区别理解了吗？使用 NBI 的医生有时会说："BLI 对结构的显示过于显著"，"血管看起来偏粗"，"看起来有些毛糙"等。但是，

实际使用时并无太大区别，诊断上差别也不大。请大家在实际使用时自行判断。

参考文献
[1]Dohi O, et al : Magnifying blue laser imaging versus magnifying narrow-band imaging for the diagnosis of early gastric cancer : a prospective, multicenter, comparative study. Digestion 96 : 127-134, 2017.
[2]Kimura-Tsuchiya R, et al : Magnifying endoscopy with blue laser imaging improves the microstructure visualization in early gastric cancer : comparison of magnifying endoscopy with narrow-band imaging. Gastroenterol Res and Pract 2017 : 8303046, 2017.

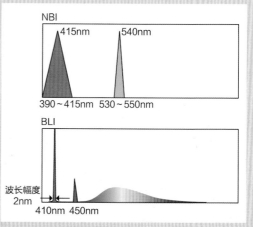

图2　BLI 与 NBI 的窄带光谱的中心波长和波长幅度不同

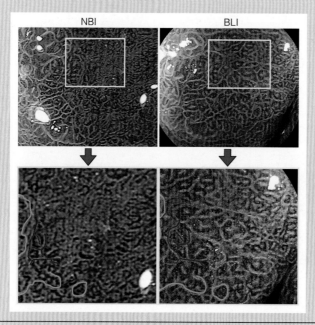

图3　BLI 对肿瘤表面微结构显示得更清楚的病例

土肥　統（京都府立医科大学 消化器内科）

切除标本的处理及大体像的摄片
——从内镜医生的角度

前言

尽管消化道癌的 ESD 技术越来越普及，但治疗前不能正确进行内镜诊断的情况并不少见。为了提高诊断能力，需要根据病理组织学诊断的结果复原内镜诊断。在复原的过程中，高分辨率的改刀后的标本大体图像起着非常重要的作用。如果医疗机构具备实体显微镜当然是最好的，但具备这种条件的医院并不多。实际上，即使没有昂贵的实体显微镜，也可以进行放大内镜和组织学图像的对比，下面将介绍大体标本摄片和标本处理方法。

获得漂亮的大体像的关键

获得漂亮的大体像的关键是完成漂亮的 ESD。如果术中出血过多、操作困难，新鲜标本就会变成暗红色。这样一来，就很难拍摄出漂亮的大体像。另外，还应注意，治疗前使用放大内镜观察时，要避免内镜与病变过度接触而引起出血。

为了防止标本上附着的黏液影响拍照效果，笔者会趁着对胃 ESD 术后创面进行预防出血处理的间隙，用链霉蛋白酶 1 包（20 000 单位）溶于少量生理盐水中浸泡切除的标本。但为了清除黏液而直接擦拭标本的方法可能造成上皮脱落而影响

病理诊断，一般不采用。当然，为了避免产生黏液，最好能迅速完成 ESD。

另外，在延展固定标本时，应参照病变标记后的白光下的内镜图像，尽量按照内镜下的形态仔细地固定标本。

推荐的照相器材

关于照相器材，笔者从 2014 年冬季—2017 年夏季使用的是 TG-3（奥林巴斯公司），自此以后，使用的是 D5600 单反相机（尼康公司）和微距镜头 AF-S DX Micro NIKKOR 40mm f/2.8G（尼康公司）。前者的价格大约为 4 万日元（人民币约 2050 元），后者全套为 8 万多日元（人民币 4000 多元）。TG 系列具有防水功能的紧凑型相机与被拍照物体最近的对焦距离可以达到 1cm，使大体像的拍照性能大幅提升。如**图 1a**，可以将相机直接放在容器上拍照，成本很低。如果使用单反相机与微距镜头组合进行拍照，就需要像**图 1b**那样安装照相机支架。微距镜头是指可以在极近的距离对被摄物体进行 1∶1 复制翻拍的镜头。D5600+ 微距镜头理论上可以对横径 23.6mm、纵径 15.8mm 的物体进行极近距离（从镜头前端至距被摄物体约为 5cm）的翻拍。

单反相机的特点是，与紧凑型相机和傻瓜型相机相比显示屏更大。其优点

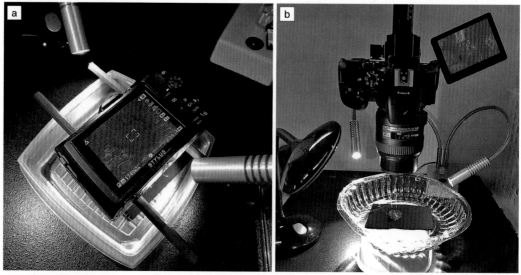

图 1　推荐的照相器材
a：TG-3（奥林巴斯公司）。
b：D5600（尼康公司）。

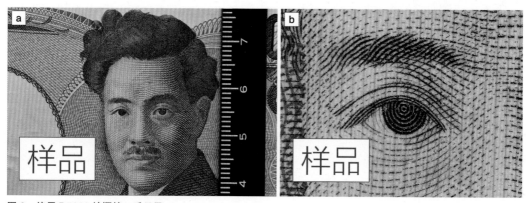

图 2　使用 D5600 拍摄的一千日元
a：全貌图像，6400×4000 像素。
b：裁剪后的图像，960×720 像素。

是，即使在显示屏上将照片放大观看也不成问题。**图 2a** 是用 D5600 拍摄的一千日元。D5600 的显示屏为 2400 万像素，可以拍摄 6000×4000 像素的照片。从**图 2a** 中可以裁剪出像 PowerPoint 一样的分辨率为 960×720 像素的图片，如**图 2b**。即使将照片放大也清晰可辨，因此可以减少拍摄数量，从中心部裁剪出来的照片的四

个角分辨率基本也不会降低。如果是 3cm 大小的标本，只拍摄一张标本全貌照片就可以了。

另外，基本上不需要调节照片的色调。从相机输出的 JPEG 照片的色调是白光下结晶紫染色后的照片，根据笔者的经验看，尼康相机的色调更加自然。

图 3 是实际展示的标本。**图 3a** 是

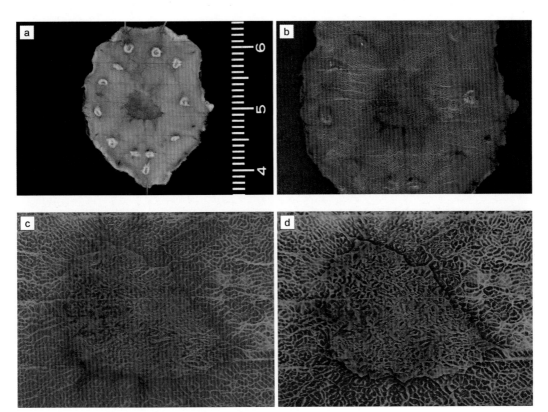

图 3 使用 D5600 拍摄的固定后带切割线的胃癌标本
a：染色前。
b：结晶紫染色后使用 D5600 在最近距离拍摄的照片。
c：从 b 裁剪的图片。
d：使用 TG-3 拍摄的同一病变的照片。

D5600 拍摄的固定后带切割线的胃癌标本像，中央可见 5mm 大小的凹陷性病变。**图 3b** 是结晶紫染色后使用 D5600 在最近距离拍摄的照片。**图 3c** 是从**图 3b** 裁剪的图片。**图 3d** 是使用 TG-3 拍摄的同一病变的照片。虽然单反相机显示屏的分辨率更高，但是根据打印的图片，很难看出两者分辨率上存在的差别。不过，TG-3 需要拍摄更多照片。两者都可以显示相较于萎缩黏膜更加细微的癌的绒毛样结构，对于胃病变的对比，这样的分辨率已经足够了。

大肠病变的 pit 与形成腺管的胃癌相似，也可以使用 D5600 拍摄。下面介绍 2 个病例（**图 4，图 5**）。**图 4a** 为带切割线的固定后的大肠病变。**图 4b** 为结晶紫染色后的图像。**图 4c** 为从**图 4b** 的中央处裁剪的图像，毫无疑问可以确定是Ⅳ型 pit。**图 5a** 是对顶端凹陷的隆起性病变改刀后拍摄的图片，**图 5b** 是从**图 5a** 中裁剪的照片，可见病变中央的切割线上有 pit 显示略微不清的区域。

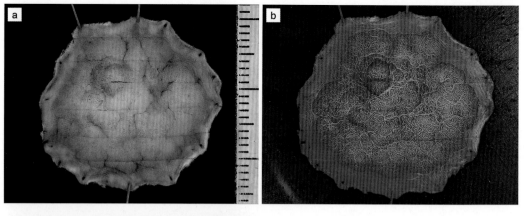

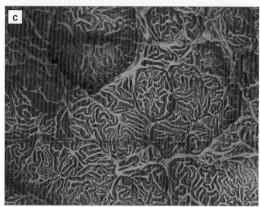

图 4　使用 D5600 拍摄的大肠病变的病例①

a：带切割线的固定后的大肠病变。

b：结晶紫染色后的图像。

c：从 b 的中央处裁剪的图像。

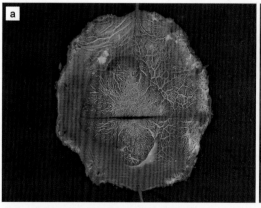

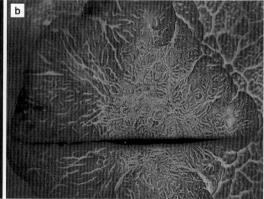

图 5　使用 D5600 拍摄的大肠病变的病例②

a：顶端凹陷的隆起性病变带切割线的大体像。

b：从 a 中裁剪的病变部分图像。

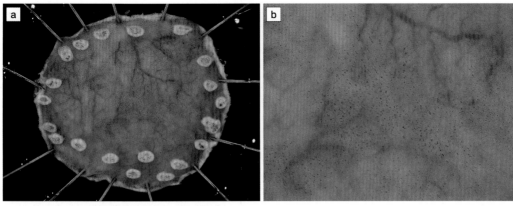

图6　使用 D5600 拍摄的浅表型食管癌的病例①
a：食道Ⅱb 型病变的新鲜标本。
b：从 a 中裁剪的中央部分的图像。

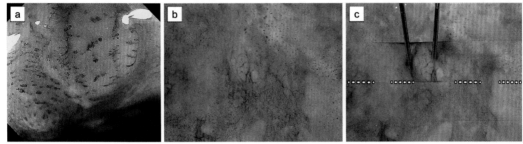

图7　使用 D5600 拍摄的浅表型食管癌的病例②
a：内镜下可见 25mm 大小的Ⅱc 型病变内存在 AVA-M。
b：包含同一部位的新鲜标本。
c：将同一 AVA 用针刺入标记后进行切割的图像。

食管病变的上皮内乳头状毛细血管祥（intraepithelial papillary capillary loop，IPCL）比腺体结构更加细小，缺乏凹凸变化，因此需要使用具有更高分辨率的照相机。根据笔者的经验，TG-3 很难充分显示 IPCL。下面介绍 2 例使用 D5600 拍摄的浅表型食管癌的病例（**图6**，**图7**）。**图6a** 是食管Ⅱb 型病变的新鲜标本。**图6b** 是从中央部分裁剪的图像。可以确定是 B1 型血管。

图7a 是内镜下的图像，可见 25mm 大小的Ⅱc 型病变内存在 AVA-M。**图7b** 是包含同一部位的新鲜标本，内镜下可见中央部存在 AVA-M。**图7c** 是在该 AVA 处用针标记后进行切割的图像。即使标本固定后，IPCL 也能在一定程度上显示出来。

准备病例展示时的注意事项

下面笔者将通过实际病例说明准备病例展示时需要注意的事项。**图8a** 可见一个 5mm 大小的病变，表现为胃体中部小弯侧发红的扁平隆起，其后壁侧伴有褪色性改变。放大内镜观察（**图8b**）发红的部分窝间部增大，血管密度增加，考虑为增生性息肉。褪色区域可见白色不透光

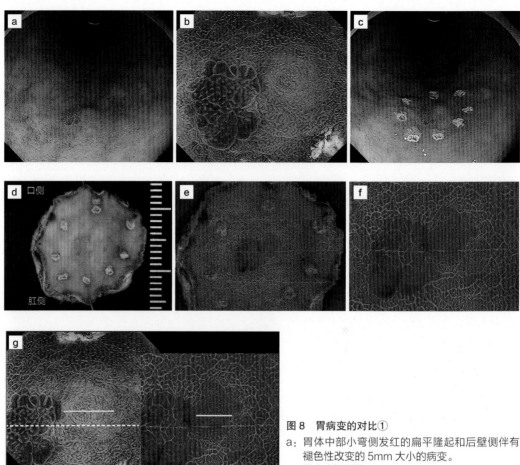

图 8　胃病变的对比①

a：胃体中部小弯侧发红的扁平隆起和后壁侧伴有褪色性改变的 5mm 大小的病变。

b：放大内镜图像。

c：标记图像。

d：结晶紫染色前水下拍摄的图像。

e：结晶紫染色后的图像。

f：e 中的病变部分结晶紫染色后的图像。

g：对比像。

物质（white opaque substance, WOS），具有从圆形至裂隙样的腺管开口，考虑为高分化型管状腺癌（tub1）。

如图 8c 所示，在病变口侧进行双标。在胃窦大弯、胃窦小弯、胃体小弯处，白光下容易观察病变的全貌，放大内镜下也容易从同一角度进行观察，因此展示病例大多比较容易。标记前在内镜下观察时，应确定白光、放大内镜照片的拍摄角度，并确定标本改刀时应从何处进行切割，这一点非常重要。当把大体图像与组织学图像一起展示时，将大体图像的切割线横向摆放更有利于阅片。本例对于图 8c 的图像若切割线沿着水平方向，那么对于图 8b 进行放大内镜观察时所见的发红和褪色区域就可以显示在同一张组织切片上。

下面介绍笔者对标本固定后进行改刀和结晶紫染色的方法。拍摄前先去掉两侧的固定针，然后沿着水平方向进行切割。改刀时，将刀片水平置于标本上方。如果移动刀片，标本会散开，应将刀片轻压于黏膜表面切割，不要完全切透。与胃相比，食管和大肠的标本更容易散开。改刀的关键是应距离关注区域约0.5mm进行切割。制作标本时，应注意切割线部位的组织会在蜡块修整时被削掉一部分。本例是在距离褪色病变隆起顶端约0.5mm处进行切割的。注意应从最重要的切片开始进行切割。

接下来，在进行结晶紫染色前，应附上标尺，如**图8d**那样进行水下拍照。结晶紫染色时使用0.04%的结晶紫（crystal violet）溶液浅染，将固定在橡胶板上的标本浸泡5~10s，然后用酒精棉球擦拭多余的染液，这样可以减少拍照时结晶紫的渗出。

图8e是在可囊括病变全貌的最近距离下拍摄的照片中裁剪出来的能最大范围显示中心部切片的图片。从这张图片中进一步裁剪出病变部分（**图8f**）可以看到，病变左侧区域增大的窝间部和病变右侧密度增高的腺管开口。**图8g**是内镜图像与染色标本的对比。放大内镜图像与大体标本的拍摄角度是一致的。内镜图像上的白色虚线为切割线。3条黄线标记的位置对应于病变的同一部位，即tub1的区域。左侧发红的区域是增生性息肉。

下面介绍另1个病例。**图9a**是胃角小弯前壁10mm大小的凹陷性病变的标记后的图像。在前壁侧进行了双标。**图9b**是固定后带切割线的标本。**图9c**是结晶紫染色后的图像，将中心部切片的组织学图像放在切割线的正下方。黄线标记的区域是癌的部分，组织学图像中颜色深染的部位相当于癌。**图9d**是从Ⅱc病变全貌图中裁剪出来的部分。由于此例为除菌后发现的胃癌，需要讨论颗粒状的黏膜表面是否含有非肿瘤上皮，因此，需要推测**图9e**所示的组织学切片所对应的实际切割面。从病变大体像的全貌图中裁剪出更小范围的图像与组织学图像摆在一起，对表面结构进行比较。组织学图像的中央部可见2个并排的颗粒状结构，白色虚线为切割线，黄线是实际对应的切面。此病变的表层未看到非肿瘤上皮。**图9f**是内镜图像与病理图像的对比。黄线标记处是放大内镜摄片范围内判断为癌的区域，与大体像和组织学图像相对应。绿色剪头所示处为内镜图像、大体像与组织学图像所对应的颗粒状结构。

总结

即使对于常见病例，为了拍摄大体图像的考虑，也要留取漂亮的内镜图像和漂亮的ESD标本。如能持之以恒，医疗水平自然就会提高。诊断与治疗并无差别，都需要进行严谨、细致的内镜操作。如果我们能认真地对待日常工作中的每一个病例，就一定可以提高内镜的综合水平。

名和田義高（仙台厚生病院 消化器内科）

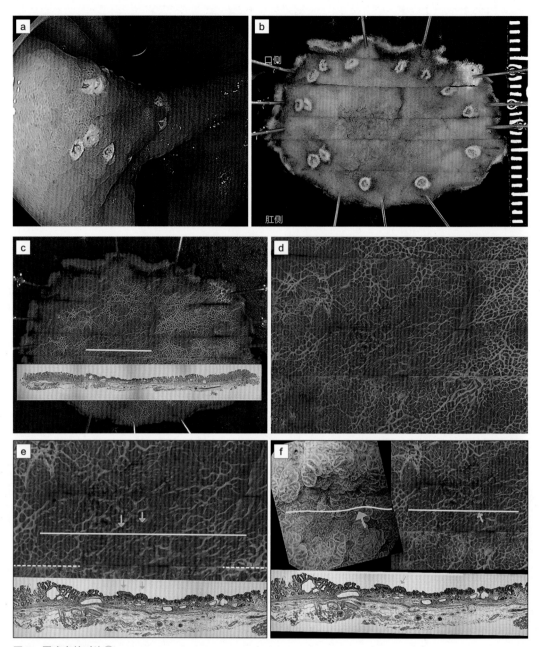

图9 胃病变的对比②

a：胃角小弯前壁10mm大小的凹陷性病变标记后的图像。

b：固定后带切割线的标本。

c：结晶紫染色后的图像和中央部切片的病理图。

d：从Ⅱc型病变全貌图中裁剪的图像。

e：大体像和组织学图像的对比。

f：与放大内镜图像的对比。

从切除标本的处理到组织标本的制作
——从病理医生的角度

细致地进行病理组织学分析是提高内镜诊断水平必不可少的一步。因此，病理医生不仅应进行正确的病理诊断，还应学习如何制作适合进行内镜与病理组织学详细比对的组织学标本（切片）。这些内容在普通的教科书中大多不会涉及，因此，下面将对组织学切片制作过程中需要注意的事项进行详细讲解。在介绍中也会穿插一些补充内容，增加读者学习的乐趣。

福尔马林固定

切除后的标本应尽快放入福尔马林溶液中进行固定。当血流被阻断的一瞬间，也就是 ESD 时用 IT 刀烧灼黏膜下组织的那一刻起，组织就会处于缺血（缺氧）状态，并开始发生变性。固定前应尽快拍摄漂亮的照片。将标本放在福尔马林溶液中浸泡时，理想状态下应使用超过标本体积 20 倍的固定液，起码也应达到 10 倍的量。这个剂量对于 0-II 型病变的内镜切除标本一般是没有问题的，但是对于较大的 0-I 型病变来说，使用小标本瓶是无法进行固定的。如果为了节省固定液，用量过少时，会导致固定效果不佳，无法保持细胞原有的形态，还会造成染色不良，甚至会出现标本被破坏、无法挽救的情况。

福尔马林具有固定和氧化两个作用。所谓固定是指组织可以保持一定的状态，不发生改变。固定标本的目标需要达到无论在光学显微镜下还是在分子水平下观察，组织形态都不发生改变。福尔马林可以在所用细胞内和组织内的蛋白质、DNA 等中形成分子桥梁，维持分子的立体结构不发生改变，具有铰链的作用。只有保持分子的立体结构，才能在标本切片很薄的状态下，仍能产生抗原抗体反应，也就是说能够制作免疫组化标本。说句题外话，从蜡块中提取 DNA 时，DNA 容易碎片化，正是由于这种强大的铰链作用所造成的。

氧化反应会使标本的肉眼所见发生改变。生物体内含有多种色素，影响内镜切除标本色调的主要因素是血红蛋白的含量。就像滴在地上的鲜红色血液被空气中的氧气氧化后会逐渐变成暗红色一样，由于福尔马林的氧化作用，标本内的血红蛋白也会变成暗红色。标本中红色的血红蛋白透过半透明的灰白色的膜（黏膜上皮、间质）看起来呈粉色，经过福尔马林浸泡后，呈暗红色的氧化后的血红蛋白透过半透明的膜看起来呈淡茶色。由于高度淤血、出血而明显发红的标本固定后呈暗褐色。

固定标本时所使用的福尔马林溶液分为中性福尔马林缓冲溶液和非缓冲福尔马林溶液。后者呈酸性，固定能力更强，可以更好地保持标本在内镜下的形态，胃底腺的主细胞被染成紫色，但不适合进行免疫组化染色。根据病理诊断学的发展趋势更倾向于使用前者。对于常规内镜下切除的标本使用10%的中性福尔马林缓冲溶液浸泡一晚就足够了。

最后，应知道福尔马林溶液固定后标本会收缩，大约会收缩10%，因此，固定前把标本钉在橡胶板上时，最好把标本上每个蜷缩的部分都展平后再用固定针固定。一边稍稍延展标本，一边将标本固定。如果固定针的间距过宽会导致固定后的标本变成类似海星的样子，而间距过窄就变成一个"带刺的球"了。这些不恰当的固定方法都不适合进行内镜与病理图像的详细比对。

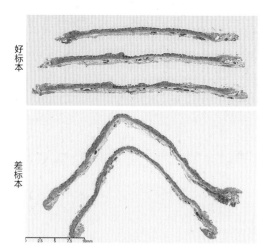

图1　好标本和差标本的实例

上方的标本是好标本，组织条笔直地包埋，可以正确测量标本的长度，切片的肉眼图像容易与腺管进行对比。下边的标本较差，标本包埋时卷曲了，这样的标本无法正确测量标本的长度，与肉眼图像的对比较为困难。

固定后标本的拍照和改刀

将经过福尔马林溶液固定后的标本每隔2~3mm进行改刀切片，切成小的组织条，从前后两个方向分别进行拍照。关于如何才能拍摄出用于病例讨论的优秀照片请参照本书的其他章节（切除标本的处理和大体像的摄片→第19页）。如果改刀后不拍摄肉眼照片（组织条重组的图像），内镜和病理详细对比时就会花费大量时间，一定不要省略这个步骤。

在进行改刀时，笔者会使用切片机上的锋利刀片来切割标本。使用这种方法易于进行平行、等距离的切割，很多病理医生都使用这种方法。

那么，从哪个方向开始切呢？除了水平切缘的阴性、阳性判断较为困难、形状特别的病变等特殊病例以外，一般来说，无论从哪个方向切割制作标本，病理组织学的诊断结果都是一样的。为了使标本的处理更加高效，显微镜观察更为方便，切成小条的标本放入包埋盒时应与盒子的大小相匹配，这些因素也会影响切割

方向。在显微镜下观察时，标本的放置方向应黏膜面朝上，黏膜下层朝下，右侧是口侧，左侧是肛侧，与我们平时习惯的外科标本的观察方向一致。也就是说，制作出的标本应便于与内镜所见进行比较。病变位于胃角大弯侧和贲门直下时，内镜下摄片的角度与普通病变相反，因此标本的改刀方向也需要改变。如果病理医生对此不清楚的话，就需要与内镜医生沟通改刀的方向，或者由内镜医生亲自进行改刀。

把切成小条的组织条放入包埋盒，进行脱水、脱脂和浸蜡时，标本应保持平直，如果标本在卷曲的状态下放入包埋盒，制作完成的标本也会是卷曲的，不适合进行对比观察（**图1**）。

包埋盒分为普通型（30mm×25mm）和长型（50mm×25mm）。随着ESD标本数量的增多，目前使用长型包埋盒的情况越来越多，这样可以避免切断标本，确保在完整的状态下进行观察，还可减少显微

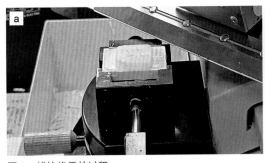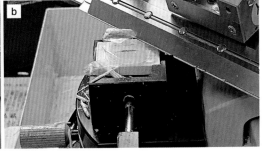

图2 蜡块找平的过程

a：将蜡块放在切片机上，蜡块表面覆盖一层薄膜，开始手动进行切片。

b：削切蜡块表面，即找平的过程。像用刨子削木头一样将蜡块表面切得像镜面一样平滑。切片机中可以看到许多切掉的蜡块碎屑。

镜下阅片的数量，方便进行内镜病理对比，当然也有利于制作漂亮的病例展示幻灯。但是，对制作和保管标本的临床技师来说，使用长型包埋盒不便于在蜡块储藏柜中储存，保管上比较麻烦，而且配备长型包埋盒的单位较少。

脱水、脱脂和浸蜡

上述这一系列的处理过程现在已经完全自动化了。将组织条放入包埋盒，在自动化处理机中只需一个晚上就能完成全部的处理过程。下面将对每个步骤分别进行简要介绍。

根据脏器和部位不同，人体组织内的各种成分包括水分、蛋白质、脂肪、无机盐等各种成分的比例也不同。标本经福尔马林固定后，只是起到分子桥梁和氧化的作用，其组成成分几乎不发生改变。在后续的酒精浸泡过程中，进一步脱水、脱脂，仅剩下蛋白质、无机盐等，再经石蜡浸透制成蜡块。将蜡块进行切片、脱蜡、加水后也能保持标本切片的蛋白质成分不

变，可使用水溶性染液进行染色（HE染色、特殊染色、结晶紫染色），还可进行抗原抗体反应。

但为什么要使用石蜡呢？石蜡的熔点是56～60℃，室温下呈固体状态，稍微加热即可融化，且不引起蛋白质变性，非常便于浸透，价格也很便宜。

那为什么不在福尔马林溶液固定后立刻进行切片呢？因为这时标本的质地还很软、无法进行切片。手术中需要进行快速诊断时，需要将标本快速冰冻变硬后再进行切片，制作组织标本（frozen section，冰冻切片）。这与将冷冻后的肉半解冻后容易切成薄片的道理是一样的。

制作蜡块和切片

将切割后的组织条立刻放入包埋盒中，组织条之间应平行，间距相等，然后浸蜡、包埋，制作蜡块。原本每个包埋盒中应仅放入1个组织条，但由于切片费时，考虑到材料费、脱水、脱脂、用于浸蜡的包埋盒的消耗量、自动染色所需的玻

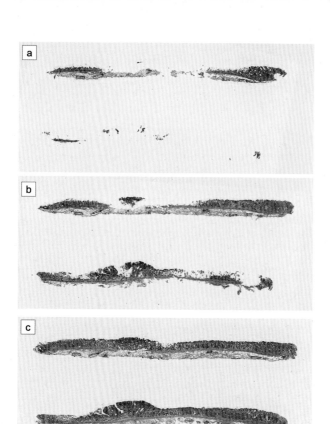

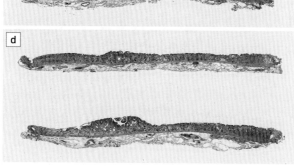

图3 "蜡块碎屑"的HE染色标本
将找平过程中本应削掉的碎屑额外进行HE染色制成标本。随着找平的过程，可以看到所需的切面一点一点显现出来（a～c）。d是切出完整切面的状态，即最终完成找平的标本。

片数量、玻片和蜡块的储存空间等因素，一般会在1个包埋盒中放入多个组织条，但如果组织条数量过多，也会影响后面的切片操作。

切片操作时首先需要"找平"。如果看过实际的操作过程，就能理解图片中标记线的位置与实际切片的部位会稍有偏离。固定后切成小条的组织条虽然看起来很平整，但在显微镜下却是凹凸不平的。之后的脱水、脱脂和浸蜡过程中，组织条的切面也会稍稍变形。当把多个组织条放在1个包埋盒中时，整体切面就会显得凹凸不平，因此为了将全部切面统一找平，就需要像木工用刨子削木头一样，对蜡块表面进行修整，即找平（图2）。把我们平时为了找平而去掉的多余组织制成蜡块后进行切片观察，就能理解这个道理了（图3）。

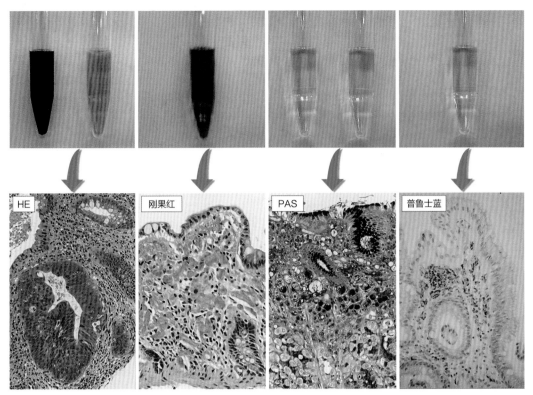

图4　染色液与染色结果的对比
图片上方试管内的药液分别为苏木精（深蓝色）、伊红（橙色）、刚果红（红色）、过碘酸（透明）和 Schiff 氏液（透明）、亚铁氰化钾盐酸溶液（透明）。根据图片可以理解 HE 染色和刚果红染色时色素进入组织使组织着色，而 PAS 反应、普鲁士蓝染色则是在组织切片上发生显色反应。

染色（图4）

所谓染色就是用染料将标本染上颜色，即上色。

HE 染色

也被称为常规染色，是病理组织学中基本的染色方法。其他染色方法为特殊染色、免疫组化染色等。碱性的苏木精和酸性的伊红可以与生物体内的阳离子和阴离子结合进入细胞内。实际上，通过这种巧妙的离子结合的平衡，HE 染色标本可以提供很多信息。例如，蛋白质合成旺盛的细胞富含粗面内质网，内质网核糖体中的 RNA 较多，

粗面内质网就会被碱性染料染色。也就是说，胃底腺的主细胞、细胞增殖带的细胞、增殖能力旺盛的癌细胞富含蛋白质，其细胞质可以被苏木精染色。另一方面，线粒体是嗜酸性的。因此，产生 pH 为 1 的强酸的壁细胞、吸收氨基酸等的小肠上皮、代谢旺盛的肝细胞及肌细胞等，由于需要合成更多的能量而富含线粒体，均可以被伊红染色。

特殊染色

许多特殊染色现在已经不常使用了，具有代表性的是染淀粉样物质的刚果红染色。刚果红染色液中的红色色素可以将淀粉样物质等染成橙红色（**图4**）。检测黏液、糖原时使用的 PAS 染色虽然称为染色，但

是原理不同。过碘酸 (periodic acid) 可以将多糖类物质中含有的多糖乙二醇基氧化成双醛基，再与 Schiff 氏液的无色品红结合，呈现红色~紫红色。也就是说，透明的过碘酸与 Schiff 氏液发生了显色反应 (periodic acid Schiff reaction，PAS 反应)，并不是真正的染色。在病理组织学染色相关的书籍中经常记录为 PAS 反应。在日本临床检验学院举办的二级临床检验医师资格认证考试中，回答 PAS 反应是正确的，而回答 PAS 染色是错误的。各位读者，如果您问病理科的专业技师 "PAS 反应的标本什么时候能出结果？" 他可能会一边想 "呦，你还挺行啊……"，同时对你刮目相看。

说句题外话，阿米巴痢疾的 PAS 反应也呈强阳性。原虫缺乏线粒体，能量供给主要依靠糖原分解，因此原虫体内含有丰富的糖原。在线粒体产生以前 (20 亿年以前) 诞生的生物真是生命力太顽强了。同样依靠分解糖原获得能量并在人体内寄生的原虫还有大肠阿米巴、贾第鞭毛虫和毛滴虫，它们的 PAS 反应也呈强阳性。

免疫组化

免疫组化染色简称免疫染色，它是利用组织切片中含有的特定抗原与抗体特异性结合的原理，使抗原物质和特定的细胞成分发生显色反应，从而使需要观察的成分可视化。当然，这个过程并非真正的染色。现在，免疫染色这个词已经被大家所接受了。如果把放射影像这些形态学图像 (CT，MRI) 看作是 HE 染色，那么功能显像 (PET 等) 就相当于免疫组化染色。免疫组化染色可以进一步确认 HE 染色标本的诊断、表现，帮助选择治疗药物，在日常的病理诊断和临床工作中发挥重要作用。不仅如此，有时临床医生也在很大程度上非常信任免疫染色。

当临床医生认为 "这个病理诊断结果与临床不符" 时，病理医生会回答 "免疫染色确认过了"。听到这个后，临床医生就会说 "好的，明白了"。

临床医生真的明白了吗？对病理医生来说，不需解释就作回答，轻松是很轻松……。

总结

美国 (artificial intelligence，AI) 已经宣布病理医生曾经设想的人工智能并不能成为未来的终结者，该项研究已经停止。的确如此，在日本也有关于腺癌诊断的 AI 数据的报告。但是，人工智能无法像人类那样，当判断标本的诊断不是腺癌而怀疑恶性淋巴瘤时，做进一步检查；为了证实感染性疾病的诊断追加免疫组化染色；或者把标本深切后进一步分析判断。何况对于那些消化道病理专科医生在良恶性诊断上存在分歧的病例，AI 该向谁学习呢？

现在已经进入到内镜诊断学、病理诊断学和基因组诊断学等综合诊断的时代了。如果我的这篇短文能对内镜医生与病理医生的交流起到一定推动作用的话，我将感到非常荣幸。

参考文献

[1] 岸本光夫：内視鏡所見と病理組織所見の究極の対比方法．吉田直久，他 (編)：症例から学ぶ内視鏡医・内視鏡技師のための大腸腫瘍診断・治療一手技選択の境目50．pp. 55-60，金芳堂，2021．

[2] Majima A, et al：Complete one-to-one correspondence between magnifying endoscopic and histopathologic images：the KOTO method Ⅱ. Gastric Cancer, 2021 Aug 11. doi：10.1007/s10120-021-01214-4. Online ahead of print.

岸本光夫 (京都市立病院 病理诊断科)

KOTO 法
（Kyoto One-To-One correspondence Method，京都点对点对应法）

前言

在消化内镜的诊断学中，为了获得内镜下观察所见的科学依据，必须与组织学图像进行对比，迄今为止，已经讨论了许多病例。尤其是随着 NBI、BLI 等图像增强内镜和放大内镜的普及，即便使用内镜也能达到类似通过显微镜看组织学图像那样细致的观察。图像增强内镜下所看到的白区是相对于黏膜面垂直排列的腺管上皮将照射在黏膜面上的光线散射的表现。白区与白区之间的单层柱状上皮透光后被窝间部的毛细血管吸收，可以显示在黏膜浅层走行的毛细血管。

内镜图像是对这种组织学结构的反映，预测内镜图像所对应的组织学图像在内镜诊断上是非常重要的（**图 1**）。但在众多的腺管中，组织学标本上所观察到的腺管究竟与哪个白区相对应？做这种点对点的对应是非常困难的。因此，笔者提倡采用通过实体显微镜系统地进行内镜图像和组织学图像对比的一对一的 KOTO 法（Kyoto One-To-One correspondence Method，京都点对点对应法）。

本章将对 KOTO 法的具体情况进行介绍。

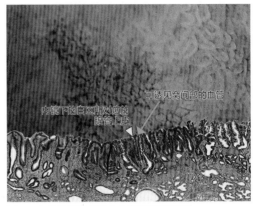

图 1　实体显微镜图像与组织学图像重叠

KOTO 法的 3 个基本步骤

KOTO 法按照以下 3 个步骤进行内镜与组织学图像的对比。

1）标本的固定与改刀，拍摄标本照片。
2）实体显微镜图像与组织学图像重叠。
3）实体显微镜图像与内镜图像及组织学图像重叠。

下面对每个步骤进行详细介绍。

1. 标本的固定与改刀，拍摄标本照片

为了进行详细对比，最重要的是拍摄适合进行对比的照片和制作适合进行对比的标本。在下边的两个步骤中都需

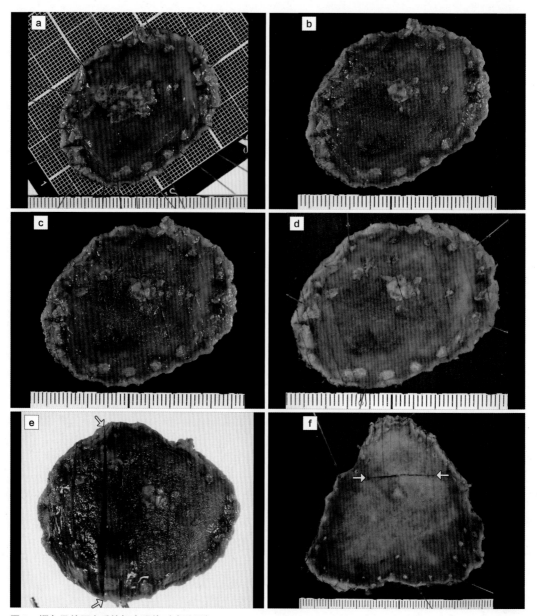

图2 福尔马林固定后的标本照片（全貌图）

使用数码相机（Nikon D800）拍摄的全貌图（a ~ f）。

a：在橡胶板上固定的标本。

b：改刀前标本的全貌。

c：改刀后标本的全貌。

d：改刀后标本浸入水下拍摄的全貌照片。

e：切割黏膜的标本。黄色箭头之间的切割线仅切至黏膜层，黏膜下组织仍然连接。

f：沿着大体标本上的黄色箭头间的切割线分割标本。

要拍摄包含病变全貌的照片。正确的做法是，既要拍摄标本固定后带固定针的照片，也要拍摄刚刚拔除固定针后的照片。另外，不仅应关注标本本身的形态，标记点、边缘切开时组织的热变性，还要注意与固定针在标本上刺破的洞位置重合等重要信息。在使用固定针钉标本、福尔马林固定以及标本拍照时都需要留意这些有用的信息。

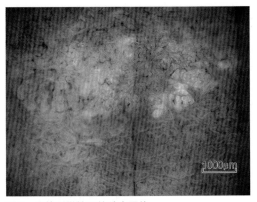

图 3 实体显微镜下的放大照片
使用实体显微镜（Nikon 实体显微镜 SMZ-10）和显微镜用数码相机（Nikon DS-Fi2，DS-L3）拍摄的关注区域的放大图像。

钉标本和固定

为了避免标本从固定板上浮起，应将标本适度伸展，使用 10% 福尔马林缓冲液进行固定（**图 2a**）。钉标本时如果标本未能展平，固定后标本就会卷曲，卷曲的标本很难恢复原状。如前所述，为了能观察标本的全周，将发白、发生热变性的黏膜全部展开固定对完成后续的步骤是非常重要的。

固定后，拍摄病变全貌的照片

固定后的标本应在改刀前（**图 2b**）和改刀后（**图 2c**）分别进行拍照，这样可以防止改刀导致的标本移位和变形。改刀后的标本必须浸入水下进行拍照，首先应拍摄标本全貌的照片（**图 2d**）。水下拍照可以避免标本表面反光，更易于观察表面结构。由于标本放入水中时会浮起，若改刀时将标本完全切断，标本条会散开，造成表面结构观察困难。因此，开始切割时应仅切至黏膜层，不要切开黏膜下组织（**图 2e**）。拍照时应包含标本的边缘，这样才能实现第二步中的与组织学图像位置重合比对。另外，如果标本体积过大，就无法放入标本盒中，为了避免标本折叠弯曲，需要适当地将标本分割。当必须进行标本分割时，最好拍摄带切割线的照片（**图 2f**）。

对关注区域进行实体显微镜下的放大拍照

拍摄标本全貌照片后，需要在实体显微镜下拍摄关注区域的放大照片（**图 3**）。此时，应尽量采用侧向光拍照，这样更易于观察表面结构。为了更好地观察表面结构，应进行结晶紫染色（**图 4**）。由于染色后的标本很难观察血管等结构（**图 4b**，**图 4c**），当需要分析血管时，也应在染色前（**图 4a**）进行拍照。将染色后与染色前的照片重叠，可同时显示表面结构和血管。另外，当与改刀后的照片重叠时，染色前标本上的切割线位置也能大致显示（**图 4d**）。

当然，如果没有实体显微镜和显微镜用的拍摄装置，使用单反相机拍照也能进行对比（切除标本的处理和大体像的摄片→第 19 页）。

拍照后的标本处理

最后应注意，离断黏膜下层时，应与黏膜层的切割线部位保持一致。另外，对于需要进行标本对比的病例，应在标本制作前尽早与处理标本的技师充分沟通，这点是非常重要的。

2. 实体显微镜图像与组织学图像的重叠

为了在众多的腺管中准确找到关注区域，需要在下面的两个步骤中进行重叠。

1）切割后的标本全貌像与组织学图像的重叠。

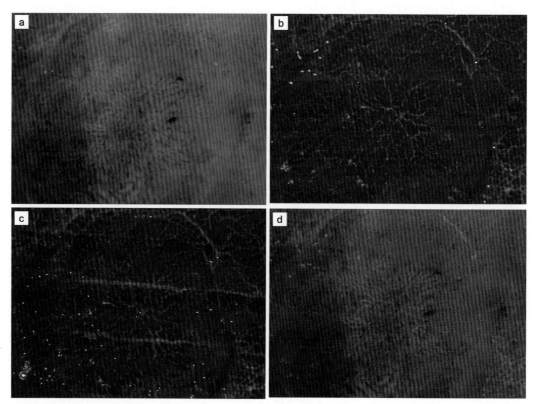

图4　将实体显微镜浸入水下拍摄的放大照片（结晶紫染色的病例）
a：病变处的实体显微镜放大像。
b：同一部位结晶紫染色后的照片。
c：改刀切割黏膜后的照片。
d：将改刀后的照片（c）与透明度为 75% 的染色前的照片（a）重叠的图像。

2）关注区域的实体显微镜图像与该部位的组织学放大图像的重叠。

在进行标本全貌、实体显微镜图像和组织学图像重叠时，需要使用图像处理软件（Adobe Photoshop Elements 15，Adobe 公司）辅助。将组织学图像的数字化切片（NanoZoomer 2.0-HT，浜松光学株式会社）、低倍病理图像和各部位的放大图像保存为 JPEG 格式（NDP.view，浜松光学株式会社），用于以下对比。

1）改刀后标本的全貌图像与组织学图像的重叠

按照下述的①～⑤顺序进行图片的重叠（图5）。

①在 Photoshop 中打开标本全貌照片和组织学图像，使用"魔棒"工具，选择标本的背景（此时，为了使标本能从背景中清晰识别，设定容差值，本例的容差值设为 25）。

②在菜单栏的范围选择中，点击"反向"，设定组织标本图片的选择范围。

③从菜单栏的编辑中选择"复制"，复制选择范围。

④切换至全貌图像的窗口，从菜单栏的编辑中选择"粘贴"，粘贴组织学图片。

⑤在工具栏的选择工具中选择组织学图像，放大或缩小组织学图像，调整至与标本全貌的长度重合。必要时，旋转组织学图像，调整至合适的方向。制作标本时，由于改刀时的切割线距离标本的实际部位会相差数百微米～1mm，需要

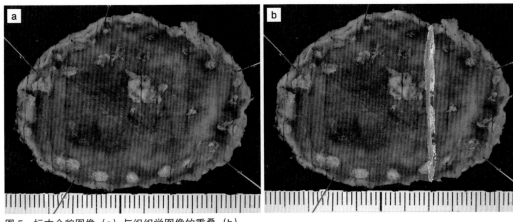

图5　标本全貌图像（a）与组织学图像的重叠（b）

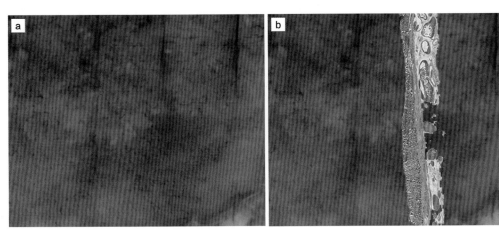

图6　图5局部放大的图像

依据标本的长度、边缘灼烧的标记部位、标本的凹凸结构、固定针在标本上刺穿的洞确定标本切片的准确部位。

将重叠照片中的关注区域放大，确认表面结构、腺管的位置关系（**图6**）。

2）关注区域的实体显微镜图像与该范围内的组织学放大像的重叠

利用关注区域的实体显微镜图像与该范围内的组织学放大像，按照1）①～⑤的步骤将组织学图像与实体显微镜图像重叠。这样全部位置重叠后，参考重叠照片上的关注区域的放大图像（**图6**），与组织学放大图像的位置进行重叠

比对（**图7**）。如果在实体显微镜的照片中添加标尺，应与标本照片上的标尺相匹配，这样才能准确地显示标本的实际大小。当关注区域的放大照片中不含标尺时，可以参考全貌图像的位置，将相应的部位重叠，以便与标尺相匹配。

这样一来，除了标本照片上的背景以外，其他部位都进行了重叠，不仅黏膜表面的凹凸、标记点等，连每个腺管、窝间部的宽度都能方便地进行对应。

3.实体显微镜像与内镜图像及组织学图像的重叠

最后，借助实体显微镜，将组织学

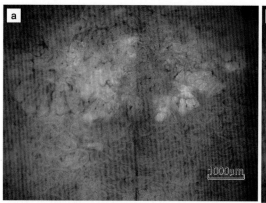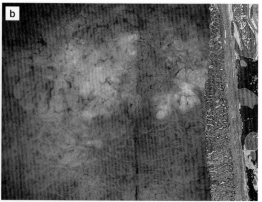

图 7 关注区域的实体显微镜放大图像（a）与同一部位的组织学放大图像重叠（b）

图像与内镜图像相对应（**图 8**）。

1）将关注区域的内镜图像与实体显微镜图像对应

在关注区域的内镜图像与实体显微镜图像中，找出具有特征的表面结构和血管结构，从而使内镜图像与实体显微镜图像相对应。由于内镜图像的边缘会发生扭曲变形，在进行对比时，应参照实体显微镜图像中的腺管位置与实际的标本切面、病变范围等信息进行对比。从正面近景拍摄的内镜照片更容易进行对比。

此时，在 Photoshop 上，以最关注区域为中心，把实体显微镜图像与内镜图像重叠，这样就能结合表面结构、血管，将各个腺管进行完美对应。将步骤 2 里的 2）中重叠的实体显微镜像和组织学图像在 Photoshop 上链接至图层，复制图层与内镜图像重合。隐藏实体显微镜图像后，就能对关注区域的腺管进行对比了。

KOTO 法的方向

所谓 KOTO 法，是将改刀后带切割线的大体标本进行拍照，与常规病理诊断时所制作的 HE 染色组织切片进行充分、系统对比的方法。与标本全貌图像的位置重叠后，可以客观地进行组织学图像与内镜图像的对比。但是，对于实际的标本制作位置，需要根据标本上的凹凸变化等信息进行推测，这是该方法的局限性。为了克服这一缺点，笔者推荐使用 KOTO Ⅱ法。关于 KOTO Ⅱ法请参考专栏（我可以这样做！KOTO Ⅱ法→第 41 页）中的介绍。

另外，本书介绍的 KOTO 法中，改刀切割标本时，会对标本的剖面进行拍照，从中也可获得很多信息。尤其是食管，与表面结构相比，根据血管结构推测病理组织学表现在内镜图像的诊断中更加重要，不过与组织学图像对比存在困难的情况并不少见。食管标本进行碘液染色后应观察切割后的剖面，对于在组织学标本中切断的血管可以观察血管向深部延伸的结构（**图 9**）。实际上，拍照时可以与标本的切面稍稍偏离一定角度（15～30°），这样可以与从黏膜表面观察到的内镜表现进行对应，也更容易理解。当然，由于需要对蜡块进行修整，标本切面与实际的切割线并不完全一致，但对观察血管的深度和走行会起到一定作用。

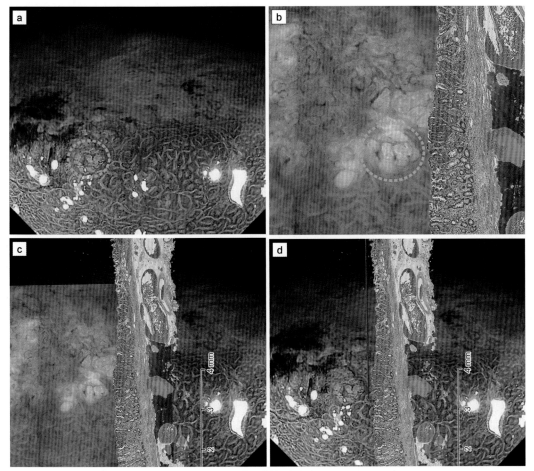

图8　关注区域的内镜图像、实体显微镜像和组织学图像的重叠

a：关注区域的 NBI 图像。
b：实体显微镜图像与组织学图像重叠，绿色虚线内的结构与 a 中虚线内的结构相同。
c：a 与 b 重叠。
d：不显示 c 中的实体显微镜图像，红线标记处为标本上癌的范围。

小结

本章介绍了内镜图像与病理组织学图像点对点对应的 KOTO 法。内镜与病理观察的对象一致，若能准确、系统地进行对比，就可以保证观察部位对应一致。若 KOTO 法可以成为内镜与病理之间对比的桥梁，实属幸事。另外，笔者也希望这种严谨对比的结果可以促进内镜诊断水平的提高。

本章所介绍的病例收录于视频中，可以看到内镜图像、实体显微镜图像与组织学图像重叠的照片，请查阅。

参考文献

[1] 八木一芳, 他：UL 陰性未分化型胃粘膜内癌·粘膜内側方進展の NBI 併用拡大内視鏡診断—その可能性と限界. 胃と腸 44 (1)：60-70, 2009.

[2] Yagi K, et al：Diagnosis of early gastric cancer by magnifying endoscopy with NBI from viewpoint of histological imaging：mucosal patterning in terms of white zone visibility and its relationship to histology. Diagn Ther Endosc. 2012：954809, 2012.

[3] Fujita Y, et al：How to adjust endoscopic findings to histopathological findings of the stomach：a "histopa-

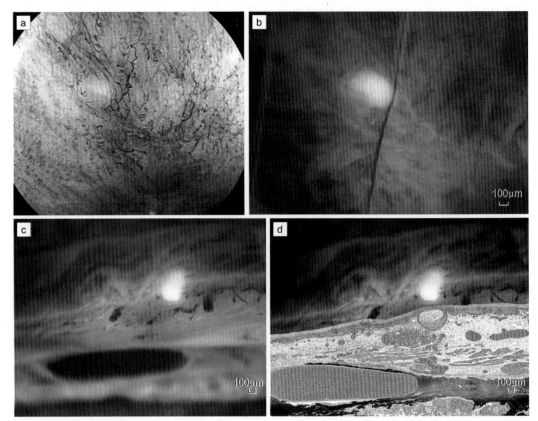

图9 食管 ESD 标本对比 1 例

a：食管病变的 BLI 图像。

b：福尔马林固定后，碘染色，改刀后的 ESD 标本浸入水下拍摄的实体显微镜图像。

c：从斜向观察的实体显微镜图像。

d：与 HE 标本重叠。

thology-oriented" correspondence method helps to understand endoscopic findings. Gastric Cancer 21：(3) 573-577, 2018.

[4]名和田義高：拡大内視鏡時代の内視鏡切除標本の写真撮影

法. 検査と技術 48（6）：612-613，2020.

藤田泰子（愛知県がんセンター病院 遺伝子病理診断部）

专栏 3

我可以这样做！
KOTO Ⅱ法

本书曾经介绍过 KOTO 法，这是一种将病理组织学图像与带切割线的固定后标本的放大图像，以及内镜下的放大图像进行比较，推测出实际制作病理组织学切片的切面，实现内镜图像与组织学图像正确对比的方法（参考第 33 页）。下面将介绍"KOTO Ⅱ法"，这种方法在原有基础上进一步改进，利用组织切片的蜡块，可以更加准确地判断实际制作切片的切面，从而能够更加精确地对比。

为了确定制作标本（切片）的切割线所对应的内镜图像的准确部位，从切片后的蜡块中取出组织，将黏膜表面的构造与内镜图像进行比较（图1）。石蜡包埋后的组织与新鲜组织相比，整体发白、变硬，即使放大观察也很难辨认表面结构。

为了将获得的新鲜组织制作成可以在光学显微镜下观察的病理组织切片，首先需要进行固定、切片、包埋、薄切、染色等各种制作程序（图2）。这些程序是维持组织稳定、保证其在显微镜下观察所必需的步骤，但这种处理会使组织的色调、硬度相较于新鲜组织发生很大改变。这种情况下，为了观察表面的黏膜结构和剖面的组织结构，必须进行染色。石蜡包埋的组织在脱水、脱脂、完全浸蜡后，染色时不容易上色。因此，需要将蜡块溶解，取出组织，脱蜡、加水，使之恢复到可以染色的状态，结晶紫染色后，就能进行详细观察了（图3）。通过这种方法，将切片后残留组织的黏膜表面结构与内镜放大图像进行比较，就可以确定实际的标

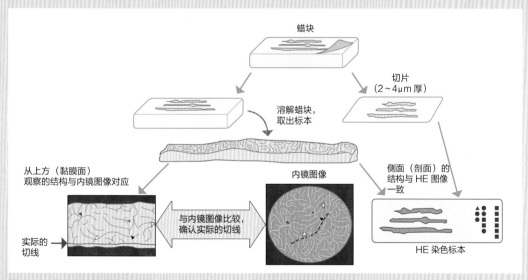

图1　KOTO Ⅱ法的基本思路
HE 染色标本是将石蜡包埋后的组织进行切片、染色制作的，即切片后的蜡块包埋组织的切面（红色箭头）与最终制作切片的 HE 染色标本完全一致。如果将切片标本的黏膜结构与放大内镜图像进行对比，就能准确地判断实际的切线。

本切割线（切面）了。

从切片后残留组织的剖面上观察到的黏膜组织结构与进行 HE 染色后的病理组织图像几乎完全一致（实际上会有 2~4μm 的误差）。因此，为了可以同时观察黏膜表面和剖面，需要将标本倾斜拍照，使内镜下观察的黏膜表面结构、性状变化与组织切片上观察到的细胞、结构的变化能更加准确地进行对应。

使用 KOTO Ⅱ法进行内镜与病理对比的实际病例见**图 4**。从组织学图像到蜡块标本复原后的倾斜图像，从同一黏膜面的图像到放大内镜图像逐级对比。这样一来，对于放大内镜下所观察到的黏膜表面结构所对应的组织结构，无须推测就可以准确地进行判断。

近年来，随着内镜器械的进步和方法学的建立，内镜观察技术和诊断精度迅速发展，现在已经深入到病理组织学领域。通过各种各样的方法，包括本章所介绍的 KOTO Ⅱ法，可将内镜图像与组织学图像紧密联系，希望未来的内镜诊断学能够获得更大的发展。

参考文献
[1]Majima A, et al：Complete one-to-one correspondence between magnifying endoscopic and histopathologic images：the KOTO method Ⅱ. Gastric Cancer, 2021 Aug 11. doi：10.1007/s10120-021-01214-4. Online ahead of print.
[2]吉田直久，他（編）：症例から学ぶ内視鏡医・内視鏡技師のための大腸腫瘍診断・治療—手技選択の境目50．金芳堂，2021.

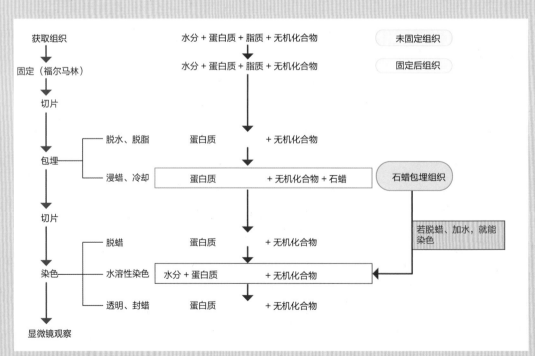

图 2 病理组织标本的制作过程
将获得的新鲜组织制成蜡块的过程中，由于水分、脂质成分从组织中丢失，如果将蜡块包埋组织直接进行染色，会造成染色不佳。因此，HE 染色时，需要将切片进行脱蜡、加水等处理。由此也可以设想将蜡块包埋后的组织进行同样的处理，即脱蜡、加水、染色。

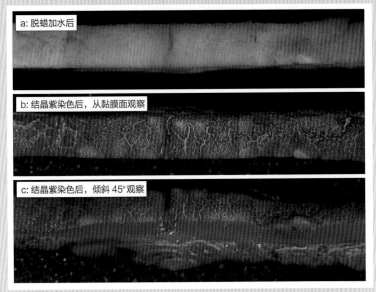

图3 从切片后的蜡块中取出组织进行实体显微镜观察的图像

a：溶解蜡块，取出组织条，脱蜡、加水。未染色时，组织整体颜色较浅、不能辨别黏膜结构。

b：结晶紫染色后，从上方观察组织切片（黏膜面），可以清楚观察到黏膜结构。

c：结晶紫染色后，将组织切片倾斜45°观察，可同时观察黏膜结构和剖面结构（与HE染色像一致）。

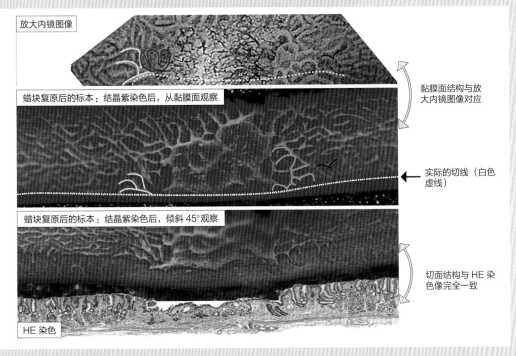

图4 通过KOTO Ⅱ法进行对比

内镜图像与复原后的蜡块标本的黏膜结构进行对比，以特征性的结构为线索确定实际的切线。借助倾斜45°拍摄的标本大体结构与HE染色的组织学图像进行对比，这样一来，内镜下所见的黏膜结构就能与组织学上的结构一对一地进行比较。

森永友纪子（京都府立医科大学 人体病理学/病理诊断科）

病例展示幻灯的制作及方法

　　很棒吧！病例展示的要点只有2条！
・展示与读片要点有关的图像！
・关注区域能通过病理组织学图像的对比进行解读！

光内镜、NBI放大内镜、切除标本、病理解读、对比（这里省略了图像透视这个部分）。下面结合实际病例的展示幻灯，介绍相关的要点及技巧。

前言

　　在病例研讨会上展示病例时，大家都曾有过这样的经验，即展示的图片数量很多，但是要点不突出，这种病例展示常会引起热烈的讨论，但最终并没有明确的结论（没有对比）。

　　尽管病例讨论是否充分与读片者的水平有关，但实际上80%取决于病例展示者的水平。

　　本章将介绍能使所有参与者理解、领会的病例展示技巧。

　　这里，有一点是最重要的，这就是**"我对这个病例非常感兴趣"**。

　　对于自己都不喜欢的病例是无法兴致盎然地展示的。重要的是能在幻灯中体现出希望讨论的要点，"这个病例的这个点非常有意思，因此希望讨论这个病例"。

　　刚开始的时候，应遵循以下的幻灯片讨论的基本流程。

　　通常按照以下顺序：基本信息、白

病例幻灯的实例及要点

基本信息介绍

　　关于基本信息，根据不同研讨会，具体方法有所不同。但一般都包括年龄、性别、主诉、病史、检查结果。不过，介绍时最好只介绍那些与读片相关的必要信息。因为不是写论文和在学会发表，所以与读片无关的信息不需要展示。

　　接下来介绍图像展示的概况，哪一类图片展示几张，是否按照时间顺序展示等，使观者对图片展示的全貌有所了解。

白光图像（图1）

　　首先展示能表明病变部位和背景黏膜的图片，然后按照从远景至近景的顺序依次展示病变。另外，当关注浸润深度时，应展示随空气量变化的病变延展性改变，以及病变侧面的图片。所展示的图片应按照一定的顺序编号，这样方便读片者指示图片，也有利于讨论过程中前后调阅。

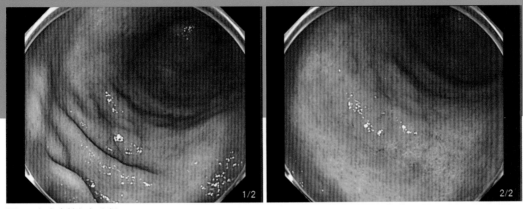

图1　白光内镜幻灯实例

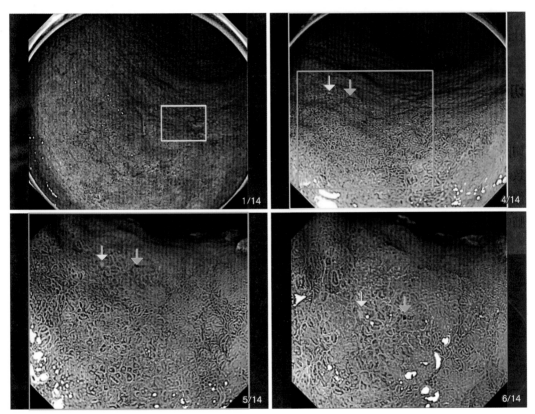

图2　NBI放大内镜幻灯实例

在内镜图像展示结束后，应有1张小结性的幻灯片，说明"以上为白光图像"。另外，建议加1张"·"幻灯片。这样可以防止误播放幻灯时，不小心提前展示出后面其他类型的图片。

NBI联合放大内镜图像（图2）

不要过度展示放大内镜图像，这虽然能展示细节，但是并不全面。建议按照从弱放大至中等程度放大再到最大倍率放大的顺序展示。以下是关于病变范围读片的要点。

图2为实际病例展示的幻灯精选（部分修改）。

像这样按照从非放大至弱放大的顺序，逐步提高放大倍率，对于需要进行放大的部位用方框（□）标识，然后转到下一张幻灯，展示放大图片。或者用箭头（→）等标记，在下一张放大的幻灯中，对同一部位也给予相同的箭头标识，这也是一个可行的方法。

笔者会将后面要对比的图片做上记号，让读片者知道后续要对该图像进行对比。

切除标本的展示（图3）

在展示图片时，ESD切除标本、外科切除标本与内镜图像的位置应保持基本一致。在进行病理解读时，就可以将内镜图像与标本图像，依据相同的位置大致在大脑中进行合成，这样更容易理解病理解读。

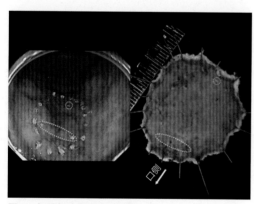

图3　切除标本展示幻灯实例

展示病理解读的幻灯

病理解读既可由幻灯制作者本人展示，也可由病理科医生展示。当汇报者不是幻灯制作者本人时，最好事先与病理科

医生讨论一下该病例的解读要点，包括希望重点解读的组织学切片、病变部位，而且应与内镜病理图像的对比紧密联系。

内镜图像与组织学图像的对比（图4）

此时是读片者与观者进行讨论互动、消除读片中疑问的时刻。

经常看到汇报人仅在内镜图像上画一条切割线，代表对比的组织学图像的位置。但观者无法判断切割线的位置正确与否，只能依靠汇报人的水平。而这种内镜与组织学对比的一对一的展示是所有人都能认可的。内镜图像与切除标本对比时，应使标记点、黏膜上的沟槽、结构或血管的位置基本重合。在此基础上才能设定内镜图像上的切割线、制作肿瘤复原图，与组织学图像进行对比（**图4**）。

内镜图像与切除标本同时展示时，应使它们各自的标记点、结构、血管等位置相对应。其次，根据标本上的切割线、复原图，画出内镜图像上设定的切割线、肿瘤复原图。要点是不必一味追求部位一致，而是在画切割线和复原图时尽量展示出可辨识的标记。幻灯片应避免过于杂乱，而是力求让人能够充分理解内镜图片上的复原图。

最后，在切除标本上应同时添加组织切片的标尺，将黄色方框范围内的组织学图像放大显示。在内镜图像讨论中有关病变范围的问题，通过组织学图像来进行解答，同时还可以解释为什么病变范围的诊断存在困难。

这种"对比"需要花费大量的时间和精力，但对判断术前诊断正确与否非常重要。反复进行这种细致、严谨的工作一定可以提高内镜的诊断能力。

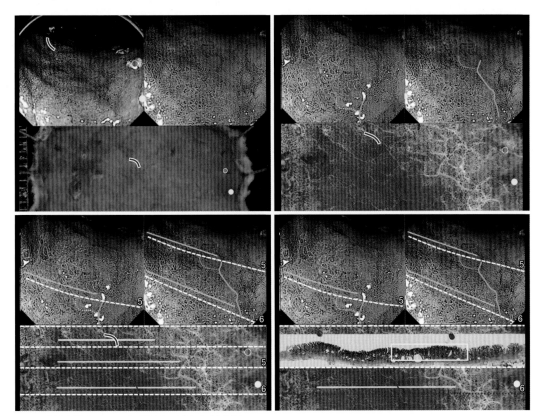

图4 内镜图像与病理组织学图像对比幻灯的实例

病例展示的要点

很棒吧！笔者认为病例展示的要点只有 2 条。

·展示与读片要点有关的图像！

不要展示那些没有意义的图像。换句话说，所展示的每张图像都应表达出读片的明确意图。而且该病例的疑问、想要读片的要点、具体需要讨论哪些问题必须明确，如发现病变、癌与非癌的鉴别、范围诊断、浸润深度诊断、组织学分型的鉴别等。

·关注区域能通过病理组织学图像的对比进行解读！！

总之，这种对比应简洁并具有说服力。这样既可以解读读片的图像，也能满足病例讨论的要求。

小结

最后，谈一谈最基本也是最重要的一点。所展示的图片应当是没有反光、没有水滴，也没有污迹的漂亮的图片。这样的要求看似简单，实际上做起来并不容易。当制作幻灯时就会发现，真正可以使用的图片其实很少。有些照片模糊失焦，有些因为镜头上有水滴，图片不清晰。好不容易遇到有价值的病例，无论如何也要避免这种没有图片可用的尴尬。因此，最好能在日常工作中，养成坚持拍摄漂亮图片的习惯。

若槻俊之（国立病院機構岡山医療センター 消化器内科）

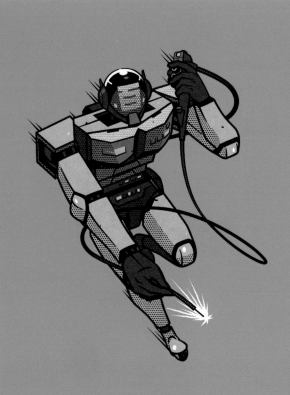

Ⅱ章

病例展示

白光观察

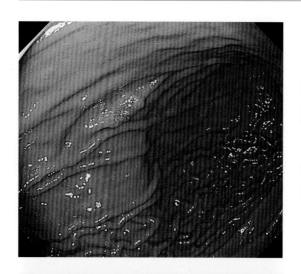

图 1

白光内镜图像（远景）

　　胃黏膜未见萎缩，判断为 *H.pylori* 未感染。胃体中部前壁可见 10mm 大小的色调发红的隆起性病变（**图1**）。

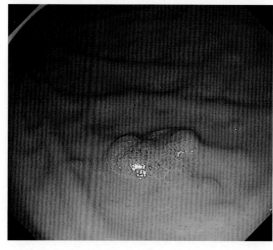

图 2

白光内镜图像（近景）

　　病变边界清晰，具有陡峭的隆起。隆起顶部可见凹凸不平的浅凹陷（**图2**）。

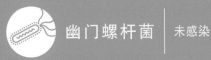
IEE 观察

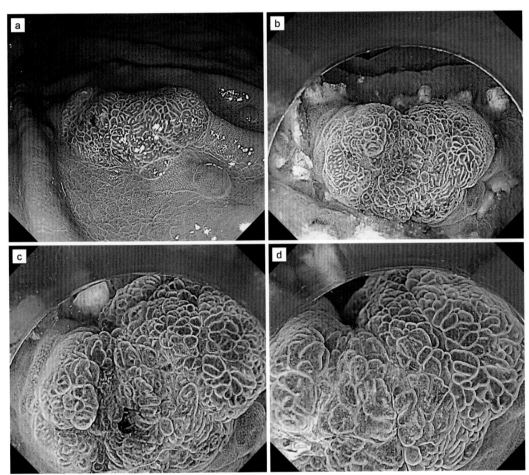

图 3

NBI 放大内镜图像

NBI 放大观察背景黏膜可见针孔状（small round pit）的腺管开口，考虑为无萎缩的胃底腺黏膜（**图 3a**）。病变处可见粗大的绒毛状结构（**图 3a，图 3b**）。

提高放大倍数观察，病变边缘处的白区（white zone，WZ）宽度均一，无结构不整，但中央处 WZ 模糊，结构不规整（**图 3c，图 3d**）。放大观察大部分区域无结构不规整，而且结构不规整的区域边界不清。因此，诊断上皮性肿瘤存在困难。

活检病理诊断为 Group 2，诊断不能确定。根据背景黏膜和放大内镜所见，疑为低异型度分化型胃癌（胃小凹上皮型），决定以诊断性治疗为目的行 ESD。

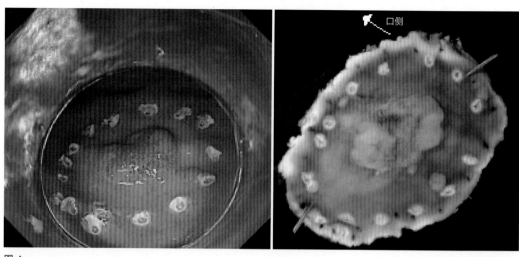

图 4

标记图像和固定后的标本

　　标记后，行 ESD 整块切除，参考标记的部位，将内镜图像与切除标本的位置进行对应。固定后的切除标本上可见大小为 12mm×8mm 的形状不规整的隆起性病变，病变中央表现为形态不规整的凹陷。

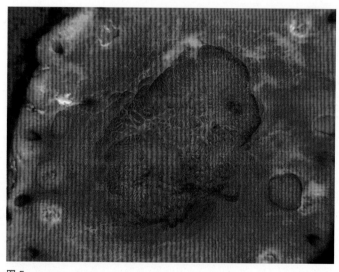

图 5

结晶紫染色标本

　　病变边缘处可见相对规整的绒毛状结构，但中央区域结构不规整。

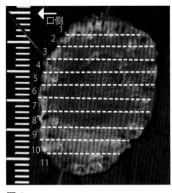

图 6

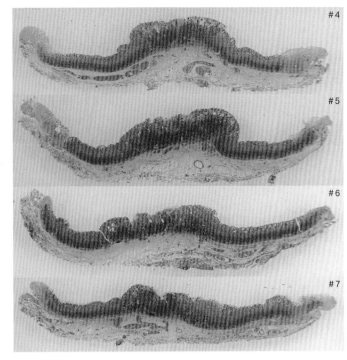

#4

#5

#6

#7

图 7

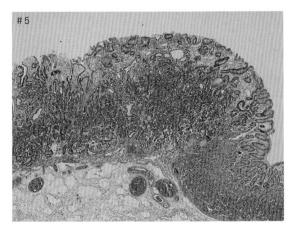

#5

图 8

标本改刀图像和病变的组织学图像（图6，图7）

代表性切片的病理（#5）

在无萎缩的胃底腺黏膜背景上，可见胞核较小、类圆形且胞浆染色呈特有的紫红色的细胞（MUC5AC-，MUC6+，pepsinogen Ⅰ+）增殖，并形成密集的腺管。在边缘部，这些腺管主要向黏膜中层及深层发展，将表层的非肿瘤黏膜顶起，形成明显上抬的隆起性病变（**图7，图8**）。病变中央可见明显的炎症细胞浸润，表层上皮变薄。

另外，在同一区域内可见具有胞浆内黏液的异型细胞（MUC5AC+，MUC6-，pepsinogen Ⅰ-）形成不规则的腺管，开口于病变表面（**图9**），其内混杂着胞浆偏红的细胞（H+/K+ ATPase+）。这些细胞异型性较低，肿瘤局限于黏膜内，也未见脉管侵袭的表现。MIB-1 阳性的肿瘤细胞稀疏分布，增殖指数较低，约为 5%（**图10**）。根据以上所见，诊断为低恶性度胃底腺黏膜型胃癌（0-Ⅱa+Ⅱc，12mm×8mm，pT1a，Ly0，V0，pHM0，pVM0）。癌灶周围可见数枚胃底腺息肉。

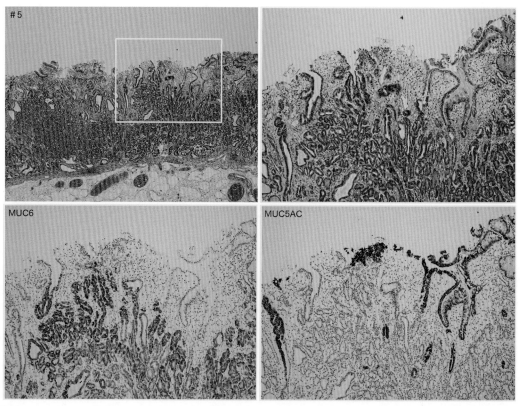

图9

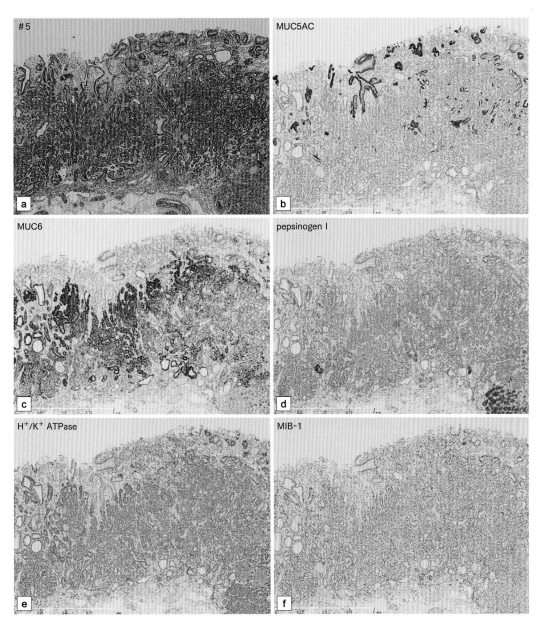

图 10

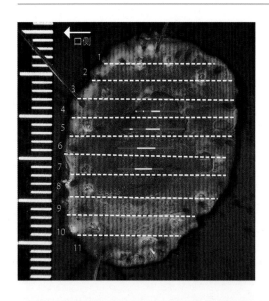

图 11

复原图

可见癌的范围与隆起一致，在边缘处癌性腺管未开口于病变表面。在中央区域主要可见显示小凹上皮分化的癌性腺管开口于病变表面（**图 11**）。

—— 可见癌生长但未开口于表面，—— 癌开口于表面。

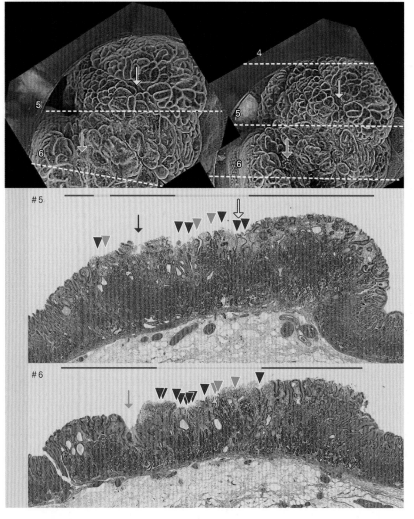

图 12

—— 可见癌生长但未开口于表面，—— 癌开口于表面。

▼ 显示小凹上皮分化的癌性腺管开口于病变表面，▼ 显示胃底腺细胞分化的癌性腺管开口于病变表面。箭头标记处为沟槽位置，同色箭头分别相互对应。

内镜图像与组织学图像的对比

内镜图像与组织学图像的对比是通过将切除标本与内镜图像进行比较，找出各自对应的部分来进行的。基于图像对比，在内镜图像中添加虚拟的切割线（**图12**，白色虚线）。病变边缘结构相对规则的部分对应表层的非肿瘤区域，病变中央结构轻度不规则的区域对应伴有炎症细胞浸润、癌开口于表面的区域。**图12**中箭头所标记的为表层的癌性腺管，由于该区域范围较小，中央处的NBI放大所见主要为伴有炎症的非肿瘤上皮的图像。

病理诊断

胃底腺黏膜型胃癌。Type 0-Ⅱa+Ⅱc，12mm×8mm，pT1a（M），Ly0，V0，pHM0，pVM0。

病例要点	这是1例 *H.pylori* 未感染背景下的胃底腺黏膜型胃癌。NBI放大观察下，结构相对规则的区域为表层的非肿瘤部分，结构不规则的区域则对应于癌的开口部分。不过，由于开口于表面的癌性腺管较少，据此诊断为癌存在一定困难。该病变的内镜诊断需要结合背景黏膜、白光观察进行综合判断。

岸埜高明（市立奈良病院 消化器内科）

病例 2 | *H.pylori* 未感染胃黏膜基础上发生的病变，如何进行诊断？可对血管深度进行比较的病例

因体检行上消化道内镜检查，发现胃体上部大弯后壁处病变。粪便 *H.pylori* 抗原阴性，血清 *H.pylori* 抗体<3U/mL，考虑为 *H.pylori* 未感染的病例。因糖尿病于外院不定期就诊，HbA1c 为 10.5%（未治疗）。无口服药物。

白光观察·IEE 观察

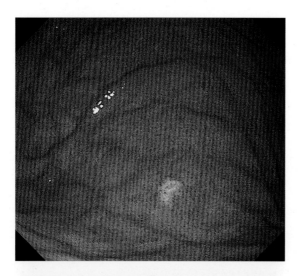

图 1

白光内镜图像

白光观察可见胃体上部大弯褪色调~黄白色调的 0-Ⅱa 病变，周边伴有轻度隆起，呈黏膜下肿瘤样隆起的表现。中央呈浅凹陷，**图 2** 中与活检钳进行比较，考虑其大小为 10mm 多一点。

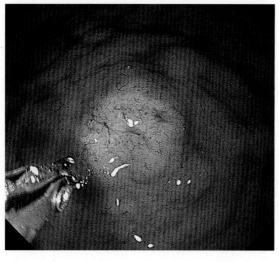

图 2

喷洒靛胭脂图像

靛胭脂喷洒后可见清晰的凹陷。于病变肛侧取活检行组织学检查。

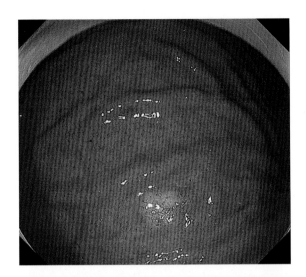

图 3

白光内镜图像（精查时的白光图像）

　　于 3 点钟方向即病变肛侧可见初次观察后取活检的瘢痕。

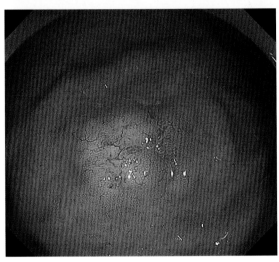

图 4

白光内镜图像（精查时的白光图像）

　　此例为淡黄色调的 0-Ⅱa 病变，病变表面可见明显扩张的血管。根据与背景黏膜之间的色调差异可大致判断病变边界。背景黏膜与病变内可见散在的黑点。

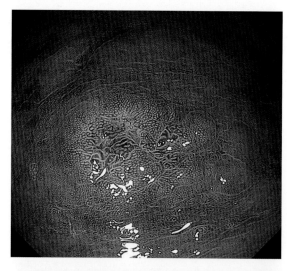

图 5

NBI 弱放大图像

　　背景黏膜散在分布的小沟相当于八木分类 B2 型（A–B 分类，译者注），可见细小、圆形的腺管开口/小凹（pit）样结构。

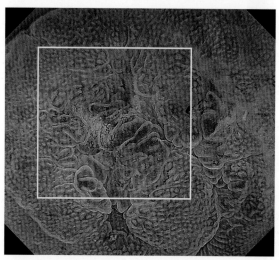

图 6

中央部的 NBI 中等放大图像（水下法）

　　病变表现为黏膜下肿瘤样隆起，内部可见色调改变及扩张的微小血管。病变边缘平缓隆起处覆盖的黏膜上可见与背景黏膜相同的圆形开口，但是越往中央越可见裂隙样的腺管开口、绒毛状结构的变化和过渡，若仔细寻找边界线（demarcation line），可见部分区域显示不清。

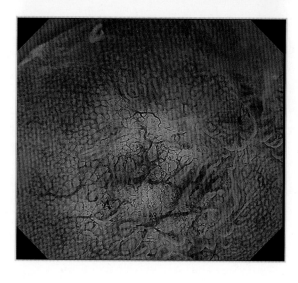

图 7

NBI 强放大图像（水下法）

　　病变中央的凹陷处可见扩张血管、细小分支，血管走行连续，无异常中断、无血管呈迂曲蛇行、粗细不一等异型性表现，部分区域白区（WZ）模糊，呈扩张的绒毛状结构，白区的形状及宽度基本一致。

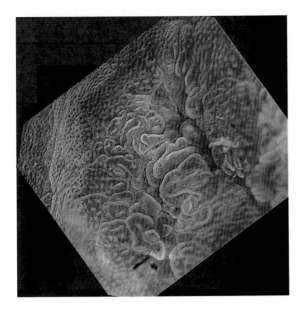

图 8

醋酸喷洒图像（水下法）

凹陷中央处喷洒醋酸后进行放大观察，白化后可见扩张的绒毛状结构，并非无结构区域。凹陷周围的黏膜下肿瘤样隆起的区域与背景黏膜并无差异，可见细小的圆形腺管开口，呈小凹（pit）样结构，在中央区域逐渐过渡为绒毛状结构。

根据以上所见及术前活检结果，临床诊断为胃底腺型胃癌。

EUS

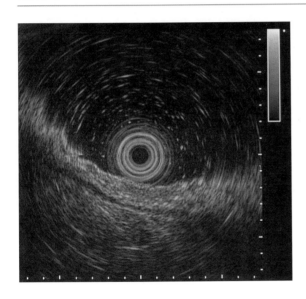

图 9

EUS 图像（小探头，20MHz）

第 3 层无中断也无增厚，未见怀疑黏膜下层深部浸润的表现。

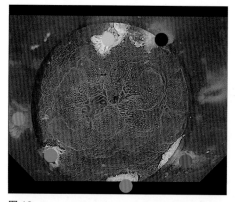

图 10

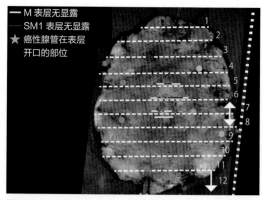

图 11

— M 表层无显露
— SM1 表层无显露
★ 癌性腺管在表层开口的部位

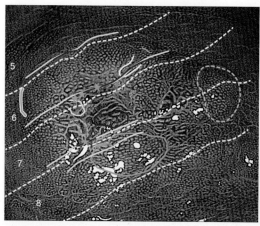

图 12

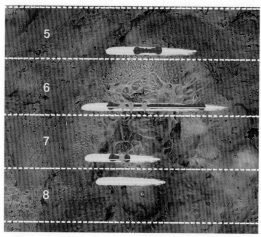

图 13

如图 10 所示，佩戴加长型透明帽，于水下进行标记后，ESD 整块切除。图 11 为复原图（与标记位置进行对比），图 12 为 NBI 放大内镜图像与复原图对比，图 13 为切除标本上的复原图。

内镜图像与组织学图像的对比

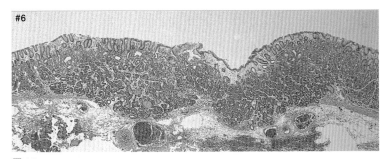

图 14

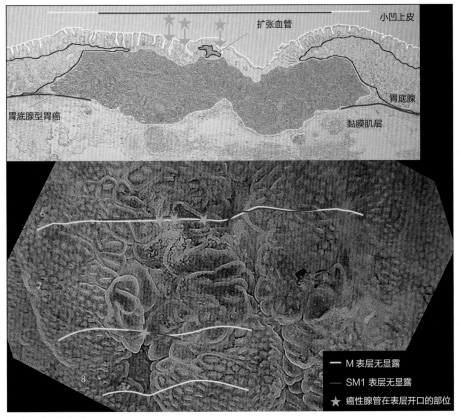

图 15　与 #6 对比

　　最后病理诊断：胃底腺型胃癌（gastric adenocarcinoma of fundic gland type），主细胞为主型（chief cell dominant）。U，Less Post，Type 0-Ⅱa+Ⅱc，7mm×7mm，pT1b1（SM1，400μm），med，INFa，UL0，Ly0，V0，pHM0，pVM0。

　　图 14 为该肿瘤具有代表性的切片 #6 的组织学图像。**图 15** 为 NBI 放大内镜图像与组织学图像对比的示意图。肿瘤中央区域胃底腺消失，该部位呈绒毛状或结构不清。肿瘤边缘处有胃底腺残留，该部位腺管开口呈圆形至裂隙样。另外，黏膜表层似乎有一部分癌性腺管的开口（由绿星表示的腺管），在邻近黏膜表层可见扩张血管。该处黏膜表层的扩张血管与 NBI 放大内镜下所见的凹陷内的扩张血管的位置基本一致。

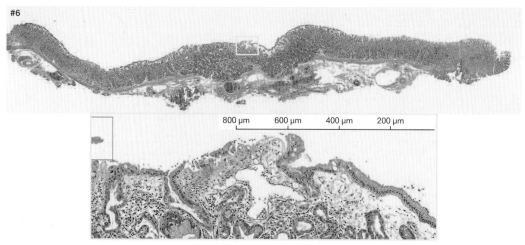

图 16

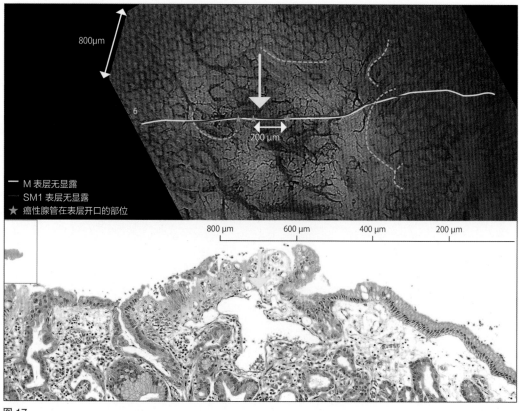

图 17

从**图 16** 中可以看出，组织学图像中所见的黏膜表层的血管直径相当于 $200\mu m$。

如**图 17** 所示，根据强放大的 NBI 放大内镜图像（GIF-H260Z）所推测的扩张血管的直径与病理切片上的血管位置、血管直径也基本一致。

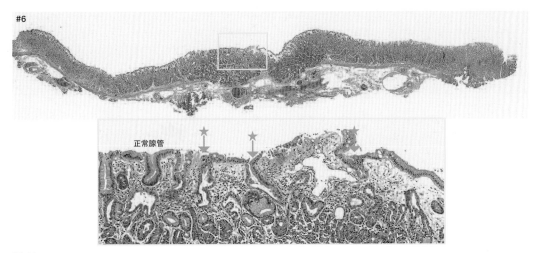

#6

正常腺管

图18

　　如**图18**所示，在肿瘤表层可见部分开口于黏膜表层的肿瘤性腺管，形成肿瘤性腺管的细胞 N/C 比增加，核排列稍紊乱，该肿瘤性腺管也可见较明显的结构异型。此病变为胃底腺型胃癌，由整体较为均匀的异型细胞构成，细胞核小而圆，大小略有不同，形成具有不规则分支、融合的腺腔样生长方式。肿瘤从黏膜中层向深层增殖，在中央部呈膨胀性生长并破坏黏膜肌层，浸润至黏膜下层。肿瘤表层几乎被非肿瘤性的小凹上皮所覆盖。在肿瘤边缘，肿瘤表层即黏膜浅层残留着较厚的胃底腺，而肿瘤中央处胃底腺几乎消失。NBI 放大观察下，肿瘤边缘可见圆形的腺管开口部，中央部呈绒毛状结构，这与胃底腺的残留程度是一致的。

病理诊断

　　胃底腺型胃癌，主细胞为主型。U，Less Post，Type 0–Ⅱa+Ⅱc，7mm×7mm，pT1b1（SM1，400μm），med，INFa，UL0，Ly0，V0，pHM0，pVM0。

| 病例要点 | 这是 1 例胃底腺型胃癌，组织学结构与 NBI 放大观察所见相吻合。由于肿瘤表层残存的胃底腺厚度的差异，NBI 放大观察下可见白区呈小凹（pit）至沟槽（slit）样/绒毛状结构，因此可以理解中央部结构模糊的原因，病变内明确的缺乏异型性的扩张血管，通过对比可以判断在组织学图像上对应的位置 |

濱本英剛（永山消化器・内視鏡内科）

　　该患者上次检查时，医生进行上消化道内镜筛查发现胃角大弯的凹陷性病变，转诊至笔者医院。既往史和服药史均无特殊。无除菌史，尿 *H.pylori* 抗体阴性，考虑为自然除菌后。

白光观察

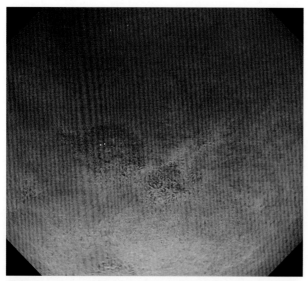

图 1

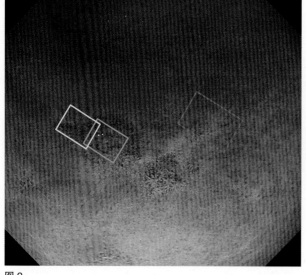

图 2

白光内镜图像（图 1，图 2）

　　胃角大弯侧可见边界不清的 2cm 大小的浅表凹陷性病变。病变后壁侧呈褪色调，前壁侧发红，中央可见明显凹陷。无明显的皱襞集中。白光下表现为边界不清、以褪色调为主的凹陷性病变，考虑为未分化型癌。

　　图 2 中，方框包围的区域代表放大内镜图像对应的部位。

IEE 观察

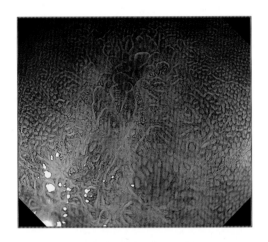

图 3

后壁侧褪色调区域的 NBI 放大图像

病变周围的黏膜可见圆形小凹开口，为无萎缩的胃底腺黏膜图像。边界不清，病变内窝间部开大，部分表面结构显示不清，可见 wavy 微血管（wavy-micro vessels），诊断为未分化型癌没有问题。

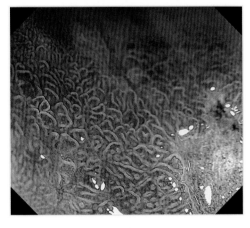

图 4

前壁侧发红区域的 NBI 放大图像

前壁侧的发红区域可见白区宽度均匀的绒毛状结构，绒毛状结构大小不同，形状不均一。

不过因为白光观察考虑为未分化型癌的可能性较大，所以根据色调发红考虑可能为再生上皮。

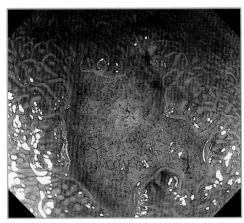

图 5

发红区域内凹陷处的 NBI 放大图像

发红区域内的凹陷处表面结构消失，可见 wavy 微血管，诊断为黏膜全层的未分化型癌。

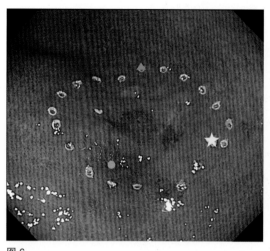

图6

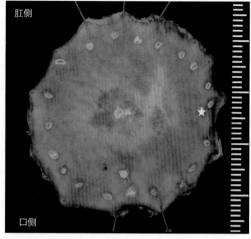

图7

图6 诊断为大小接近 20mm 的黏膜内未分化型癌，无溃疡瘢痕。阴性活检后，行ESD。

图6、图7 为标记后的内镜图像与固定后的标本。每个标记点分别对应。

病理诊断：L，Gre，Type 0-Ⅱc，21mm×14mm，印戒细胞癌，sig，pT1a（M），Ly0，V0，pHM0，pVM0，ESD（#4～#8）。依次展示放大内镜图像与组织学的对比。

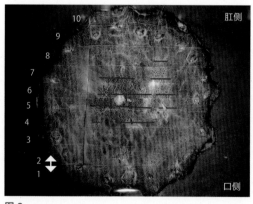

图8

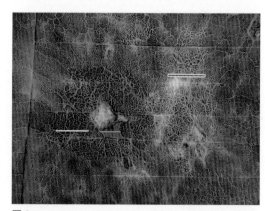

图9

图8 中红线为癌的范围，图9 为病变部分放大观察的大体图像。放大内镜图像所展示的部位分别为图9 中粉、黄和绿线标识的区域。这些区域分别与相应颜色边框内的放大内镜图像相对应（参考图2～图5）。

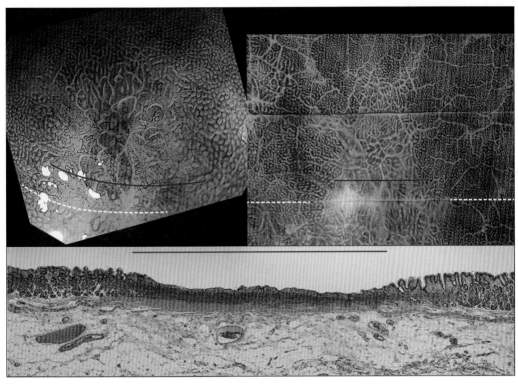

图 10

后壁与肛侧呈褪色调凹陷区域的对比

图 10 为后壁与肛侧褪色调凹陷区域的对比。绿色虚线为同一结构，白色虚线为切割线，红线为印戒细胞癌的区域。

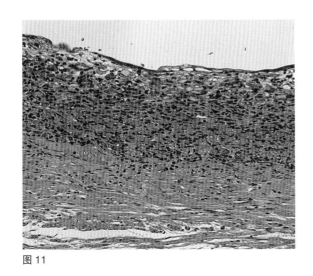

图 11

病变内的组织学图像为黏膜全层的印戒细胞癌（**图 11**），病变周围的黏膜为无明显萎缩的胃底腺黏膜。

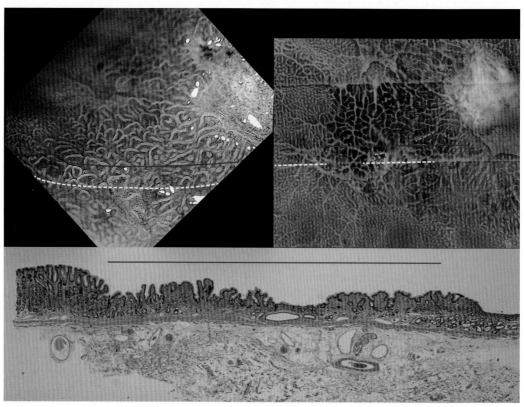

图 12

前壁侧发红区域的对比

图 12 为前壁侧发红区域的对比。蓝色、绿色虚线为相对应的结构，白色虚线为切割线，红线为放大内镜图像范围内可见印戒细胞癌的区域。病变前壁侧周边黏膜为无萎缩的胃底腺黏膜。

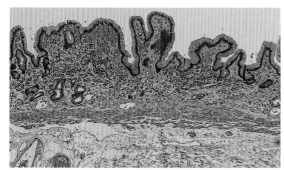

图13

图12的发红区域内，窝间部宽度、形态不一。与放大内镜观察下绒毛状结构的形态不均、大小不一的表现相一致（图13）。

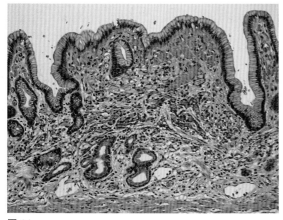

图14

高倍像下可见黏膜浅层的印戒细胞癌（图14）。表层可见正常的小凹上皮，深部的固有腺体为病变内的幽门腺化生。肿瘤细胞分布于隐窝最深处至小凹上皮下，黏膜浅层可见血管扩张，故呈现发红色调。

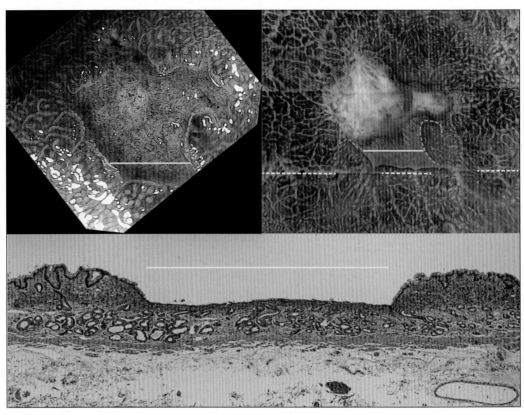

图 15

发红处中央凹陷区域的对比

图 15 为发红处中央凹陷区域的对比。蓝色虚线和绿色虚线为相对应的结构,白色虚线为切割线,黄线为内镜、大体标本图像与组织学图像对应相同的凹陷区域。

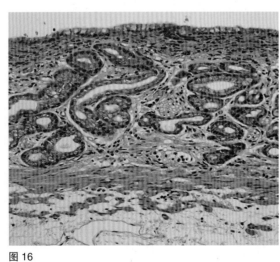

图 16

凹陷部分最表层为非肿瘤性的单层柱状上皮,深部为幽门腺化生,印戒细胞癌存在于浅层,厚度较薄(图 16)。

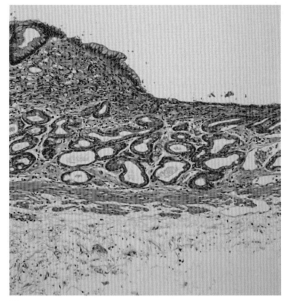

图 17

凹陷与发红区域边界部分的组织学图像。凹陷区域外的黏膜表层正下方可见相当数量的印戒细胞癌，尚维持着黏膜的厚度（**图17**）。

病理诊断

L，Gre，Type 0-Ⅱc，21mm×14mm，印戒细胞癌，sig，pT1a（M），Ly0，V0，pHM0，pVM0。ESD（#4～#8）。

病例要点	黏膜固有层内存在印戒细胞癌的区域表现为广泛发红的罕见病例。很难推测癌细胞存在于黏膜内的哪一层、数量如何。

名和田義高（仙台厚生病院 消化器内科）

病例 4 | *H. pylori* 未感染胃癌

白光观察·IEE 观察

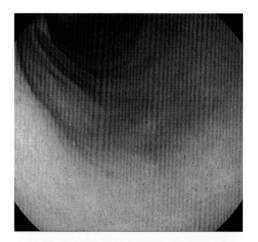

图 1

白光内镜图像（远景）

背景为无炎症的非萎缩黏膜，胃窦大弯可见 5mm 大小、轻微褪色的凹陷性病变。

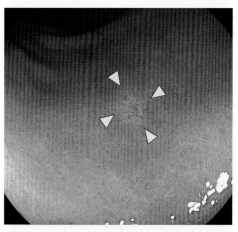

图 2

白光内镜图像（近景）

与背景的萎缩黏膜相比，病变为褪色调的轻微凹陷病变（箭头），边界较为清晰。可见轻微扩张的血管，但黏膜表面结构不清。

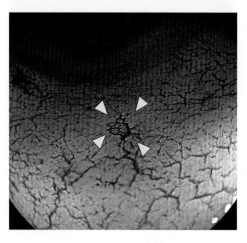

图 3

喷洒靛胭脂图像

喷洒靛胭脂后可见清晰的凹陷区域，凹陷内可见黏膜结构不规整（箭头）。

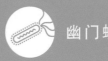
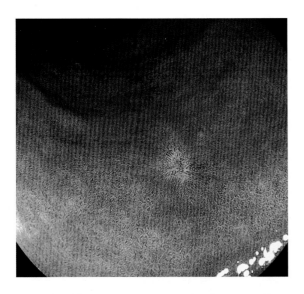

图 4

BLI 远景图像

　　背景黏膜呈棕褐色（brownish），凹陷区呈褪色调改变，凹陷区黏膜表面结构不清，可见扩张血管。

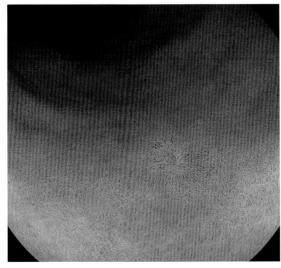

图 5

LCI 远景图像

　　背景黏膜呈橙色。与白光图像相比，凹陷区显得更加发白，褪色调改变更明显。凹陷区黏膜表面结构不清，可见扩张血管。

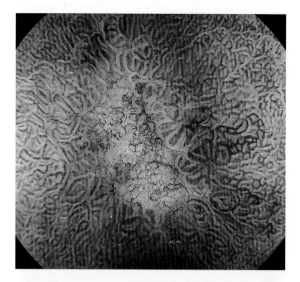

图 6

BLI 弱放大图像（水下法）

　　病变凹陷区域在一个视野中就能完整观察。背景黏膜中可见无萎缩的胃底腺和幽门腺相混杂。与凹陷区域相一致的范围内，可见表面结构（白区，WZ）显示不清，由于靛胭脂沉积，可观察到部分区域呈小凹样开口，还可观察到扩张、迂曲、分布不均匀的血管。

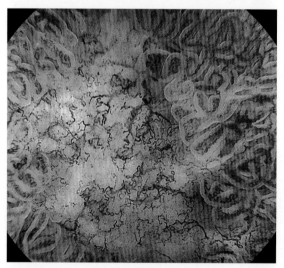

图 7

BLI 强放大图像（水下法）

　　凹陷区中央的强放大图像。从粗大血管发出的分支向表层连续分布。可见血管扩张、迂曲、形状不一、部分粗细不均。在可以辨认小凹样开口的部位，血管围绕开口部走行。表层的腺管开口较少，考虑此例为腺管结构较为稀疏的肿瘤。从血管构造看，并不能高度怀疑为未分化型癌。

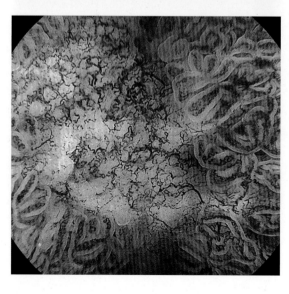

图 8

BLI 强放大图像（水下法）

　　凹陷区中央的强放大图像。虽然与**图 7** 是同一天对同一部位的观察，但是仅由于内镜角度稍有改变，可观察到血管密度较前有所增加。通过内镜的挤压，很容易就能观察到表层血管血流中断、恢复的变化。

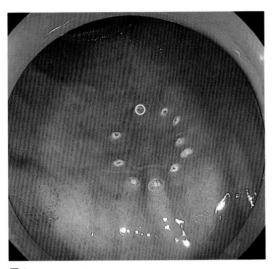

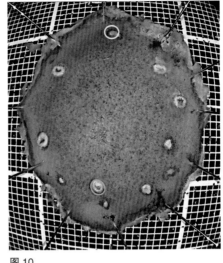

图9

图10

标记图像和新鲜术后标本染色后图像

将 ESD 术前全周标记的图片（**图9**）与 ESD 术后固定的标本（**图10**）进行重合比对，确认病变部位。由于病变较小，改刀时应注意准确切到凹陷区的中央处。

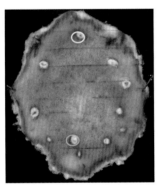

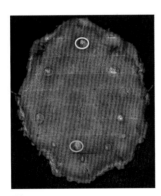

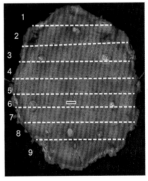

图11

图12

图13

福尔马林固定标本、结晶紫染色标本和改刀图像

福尔马林固定标本（**图11**）上的标记与结晶紫染色的固定标本（**图12**），以及实际的切割线（**图13**）与肿瘤部位如图所示。**图13**的白色虚线为实际切割线，红色实线部位为诊断癌的区域，红色实线为实际的 HE 标本制作位置（推测）。#6 切片发现了癌组织。

关注区域的确定

本例病变较小，讨论一下 #6 切片就可以了。

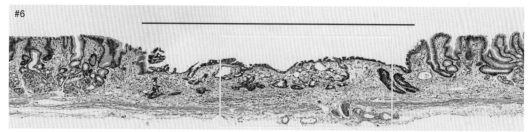

#6

图 14

切除标本 HE 染色的弱放大图像 （图14）

周围可见无明显萎缩的胃底腺。凹陷处可见不规则的腺管结构，癌位于红色实线标记的范围内，局限于黏膜固有层。

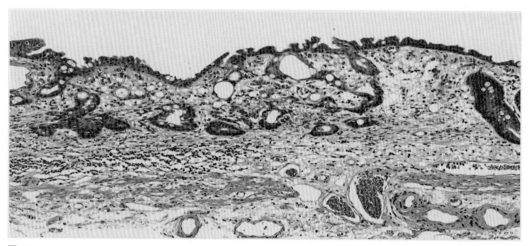

图 15

图 14 黄框的放大图像 （图15）

此例为腺癌，既能看到呈牵手样融合生长的腺管，局部也能看到呈栅栏状或单个细胞浸润性生长。表层覆盖一层癌性上皮，其正下方可见许多扩张血管。另外，腺管密度比周围的非癌组织降低，开口于表层的腺管数量较少。

内镜图像、切除标本和组织学图像的对比

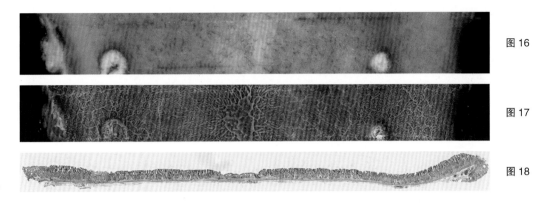

图 16

图 17

图 18

采用 KOTO II 法将福尔马林固定标本与 HE 标本的制作位置进行对应 (图 16~图 18)

在标本改刀时，应预先将关注区域包含在一个单独的石蜡块中。使用 KOTO II 法对比时，将福尔马林固定标本与结晶紫染色的该组织条的图片，以及病变所在的 #6 组织条的 HE 染色的组织学切片并列在一起仔细观察，进一步确定需要进行对比讨论的部位。

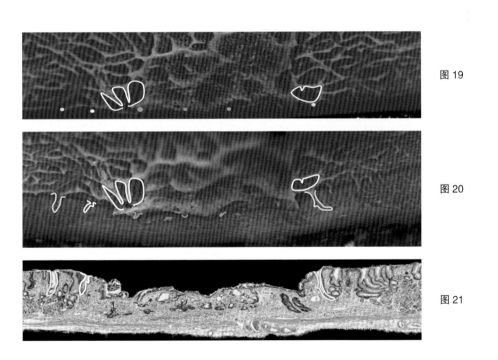

图 19

图 20

图 21

采用 KOTO II 法进行对比

对切片后的组织条再次进行结晶紫染色，**图 19** 为从正面（即上方）拍摄的图像。将组织条倾斜 30°，从斜向拍照（**图 20**）。**图 21** 为切割后制作的 HE 标本图像。将内镜图像与组织条的正面像、倾斜像以及 HE 标本图像进行对比，就能对内镜图像与 HE 标本上的单个腺管进行对比讨论了。

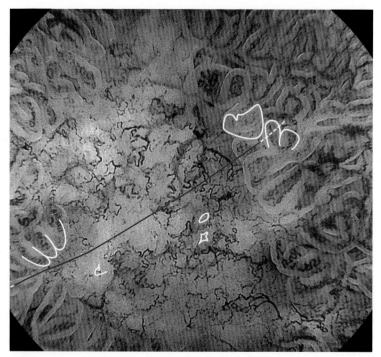

图 22

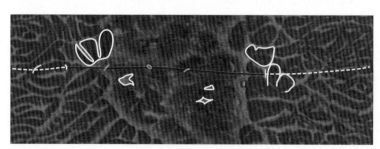

图 23

采用 KOTO II 法进行内镜图像对比

对内镜图像（**图22**）和固定标本上的关注区域，应通过标记点和内镜图像上的特征性结构进行比较确认，以便进行后面的对比讨论。内镜图像应尽量使用从正面拍摄的照片来分析，这样较为容易，因此在日常工作中就应留意摄片。采用 KOTO II 法比较时，利用结晶紫染色的组织条来进行对比非常方便（**图23**）。白色虚线为实际的切割线，红色实线为癌的范围。

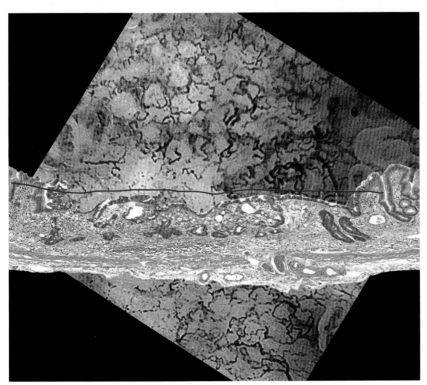

图 24

内镜图像与 HE 标本的对比（图 24）

完成以上步骤后，就能对内镜图像与 HE 图像上的微小血管袢进行对比了。红线处为癌，虚线标记处代表 BLI 下所见血管与 HE 图像上所见血管对应一致。BLI 下所见血管是紧邻表层肿瘤细胞下方的血管。该例可很好地理解血管构造与肿瘤图像之间的关系。

病理诊断

管状腺癌，中分化。

L，Gre，Type 0–Ⅱc，×2mm，tub2>por2，pT1a（M），pUL0，Ly0，V0，pHM0，pVM0。

| 病例
要点 | 该例为表面结构不清、褪色调的凹陷性病变。从表面结构来看，难以明确是分化型癌还是未分化型癌。因此，对微血管图像进行分析对于推测组织学图像非常重要。通过微血管图像推测癌的组织结构，可使诊断更加准确。本例可通过放大内镜观察确定血管的深度，有助于认识 KOTO Ⅱ法是帮助我们理解血管表现的重要方法。 |

土肥　統（京都府立医科大学大学院医学研究科 消化器内科学）

白光观察

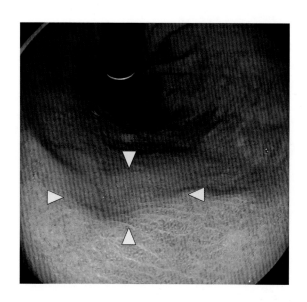

图 1

白光内镜图像（近景）

　　背景黏膜萎缩，可见轻度发红及地图样发红。胃体下部后壁存在 10mm 大小的轻微凹陷性病变（箭头），但在白光下难以识别。

IEE 观察

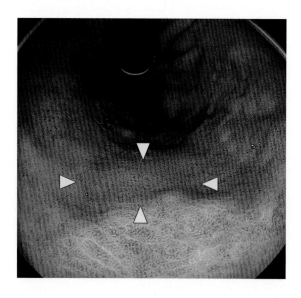

图 2

LCI 图像（近景）

　　LCI 下背景黏膜中的地图样发红清晰可见，可识别橙色的轻微凹陷性病变（箭头）。与周围黏膜相比，病变处的黏膜表面结构呈略微增大的细颗粒状。

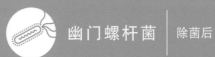
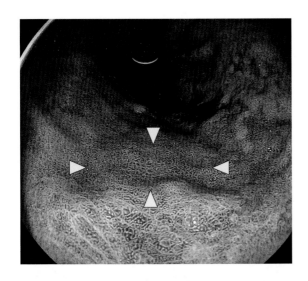

图3

BLI 图像（近景）

背景黏膜呈绿色，凹陷性病变处呈茶色，边界清晰（箭头）。其表面结构较 LCI 观察下显得更加清晰。

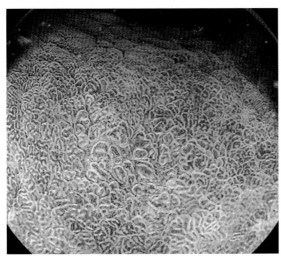

图4

BLI 弱放大图像（水下法）

背景黏膜为淡绿色，病变处为茶色。与背景黏膜相比，病变处的黏膜表面结构增大，边界清晰。

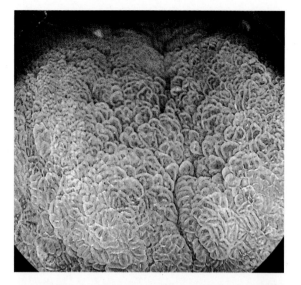

图 5

BLI 弱放大图像（水下法，病变肛侧）

病变肛侧的弱放大图像。与**图 4**相比，更靠近病变，根据其色调改变及表面结构较背景黏膜增大，可清晰地辨认出边界。

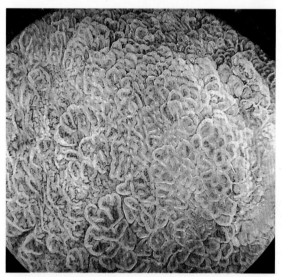

图 6

BLI 弱放大图像（水下法，病变后壁侧）

病变后壁侧的弱放大图像。虽然图像上的色调和结构改变貌似存在边界，但不能划出明确的边界线。

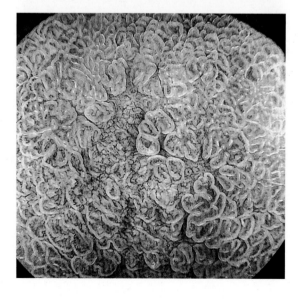

图 7

BLI 弱放大图像（水下法）

病变口侧的放大图像。病变区呈明显的茶色调。其边缘处与周围黏膜结构相似、边界不清。凹陷处可见较周围黏膜结构扩大与结构不清的区域相混杂。

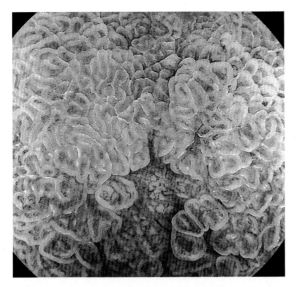

图 8

BLI 强放大图像（水下法，病变边界）

图 4 是病变边界的强放大图像。随着色调的变化，病变边界处白区（WZ）变得略不鲜明，窝间部轻微增宽，血管像未见明显改变。

凹陷处白区变得不鲜明，可见呈网格状的扩张血管。这种表现考虑为高分化型腺癌。

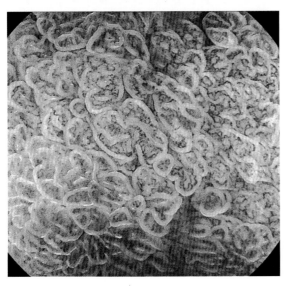

图 9

BLI 强放大图像（水下法，病变中央）

病变中央处的强放大图像。在没有凹陷的区域，可见腺管结构融合，窝间部增宽，以及在白区范围内走行的迂曲扩张的血管。这种表现的组织学图像也考虑为高分化型腺癌。

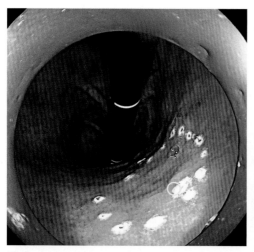

图 10

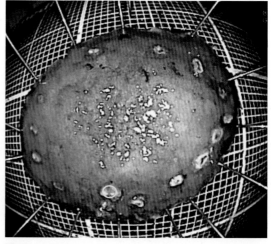

图 11

标记图像和新鲜切除标本的靛胭脂染色图像

　　将 ESD 术前全周标记的图像（**图 10**）与术后固定标本的图像（**图 11**）进行位置比较，确认病变部位。黄圈为病变肛侧的内侧标记点。

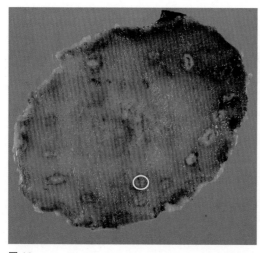

图 12

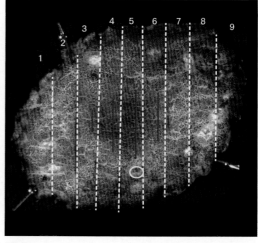

图 13

福尔马林固定标本和结晶紫染色标本的改刀图像

　　福尔马林固定标本上的标记（**图 12**）和结晶紫染色的固定标本（**图 13**）以及实际的切割线与肿瘤部位如图所示。黄圈为病变肛侧的内侧标记点。**图 13** 的白色虚线为实际的切割线，红色实线为发现癌的区域。红色实线的位置为实际的 HE 标本制作的切线（推测）。#3 ~ #6 切片可见癌组织。

关注区域的确定

本例讨论病变中央的 #5 切片。

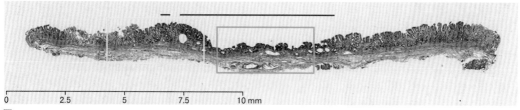

图 14

切除标本 HE 染色的弱放大图像（图 14）

周围是伴有肠上皮化生的萎缩黏膜。可见与凹陷部位一致的不规则腺管结构。在红线标记的范围可见癌组织，癌位于黏膜固有层。

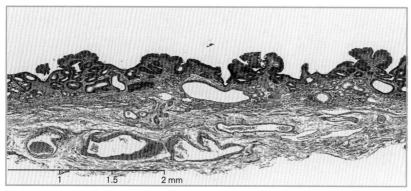

图 15

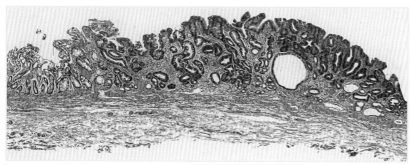

图 16

病变中央（绿框）、边缘（黄框）的放大图像（图 15，图 16）

可见中等大小或较大的腺管结构生长的腺癌。除了较大的腺管结构外，平坦区域还散在分布一些横向开口的腺管。另外，在病变内表层还能看到断断续续分布的非肿瘤性腺管。病变边缘处可见非癌腺管覆盖于表层。

内镜图像、切除标本和组织学图像的对比

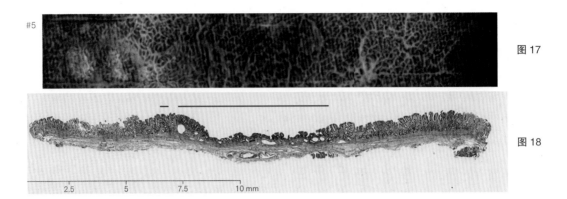

图 17

图 18

采用 KOTO Ⅱ法将福尔马林固定标本与 HE 标本的制作位置进行对应（图 17，图 18）

　　在标本改刀时，应预先将关注区域包含在一个单独的石蜡块中。采用 KOTO Ⅱ 法对比时，将福尔马林固定标本与结晶紫染色的该组织条的图片，以及病变所在的 #5 组织条的 HE 染色的组织学切片并列在一起仔细观察，进一步确定需要进行对比讨论的部位。

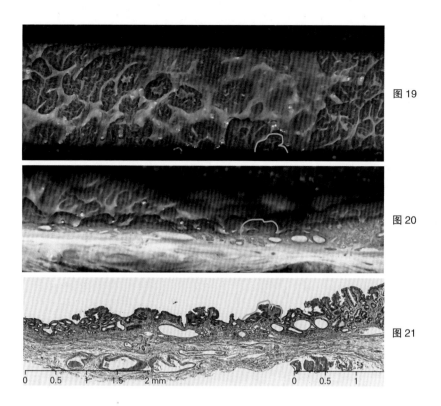

图 19

图 20

图 21

采用 KOTO II 法进行对比

对切片的组织条再次进行结晶紫染色，**图 19** 为从正面（即上方）拍摄的图像。将组织条倾斜 30°，从斜向拍照（**图 20**）。**图 21** 为切割后制作的 HE 标本图像。将内镜图像与组织条的正面像、倾斜像以及 HE 标本图像进行对比，就能对内镜图像与 HE 标本上的单个腺管进行对比讨论了。

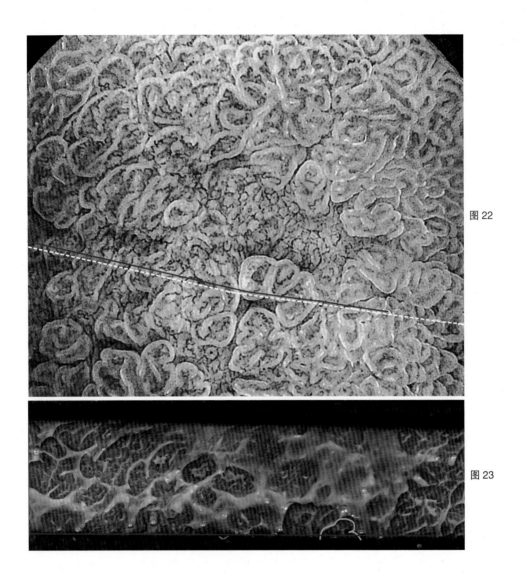

图22

图23

采用 KOTO II法进行内镜图像对比

对内镜图像（**图22**）和固定标本上的关注区域，应通过标记点和内镜图像上的特征性结构进行比较确认，以便进行后面的对比讨论。内镜图像应尽量使用从正面拍摄的照片来进行分析，这样较为容易，因此在日常工作中应留意摄片。采用 KOTO II法比较时，利用结晶紫染色的组织条进行对比非常方便（**图23**）。白色虚线为实际的切割线，红色实线为癌变范围。

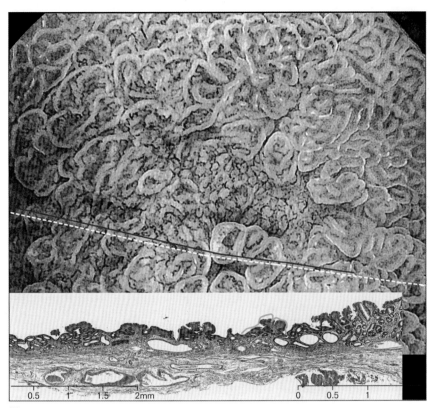

图 24

内镜图像与 HE 标本的对比（图 24）

　　完成以上步骤后，就能对内镜图像与 HE 图像上的腺管进行对比了。可以看到白区结构的隆起处为中等大小和较大的腺管结构。平坦区域为横向生长、开口较少的腺管结构，白区不鲜明。癌组织的结构差异解释了放大内镜图像上的差别。

病理诊断

　　高分化型管状腺癌

　　ML，Less Post，Type 0-Ⅱc，9mm×7mm，tub1，pT1a（M），pUL0，Ly0，V0，pHM0，pVM0。

病例 要点	癌灶内部结构上的差异很好地解释了放大内镜图像上的差别。*H.pylori* 除菌后胃癌的特征是可见散在的非癌腺管，呈断续分布，确认单个腺管比较困难。另外，在边缘处表层存在非癌腺管覆盖是造成边界不清的主要原因。本例采用 KOTO Ⅱ法，可将单个腺管与内镜图像进行比较。

土肥　統（京都府立医科大学大学院医学研究科 消化器内科学）

白光观察·IEE 观察

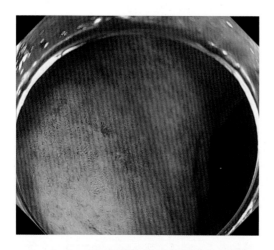

图 1

白光内镜图像

　　背景可见斑片状发红，判断为萎缩黏膜。

　　白光内镜下，胃角偏前壁可见凹陷性病变，内部可见发红的颗粒样改变。病变左半部分呈淡黄色，右半部分淡淡地发红。

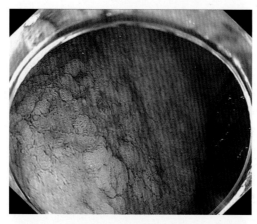

图 2

喷洒靛胭脂图像

　　喷洒靛胭脂后可见凹陷性病变边缘隆起。除口侧的部分区域外，凹陷边界清晰。

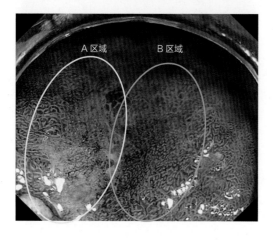

A 区域　　　　B 区域

图 3

NBI 弱放大图像

　　NBI 弱放大下可见病变左侧（A 区域）发白，右侧（B 区域）呈茶褐色，存在色调差异。

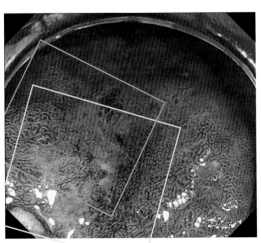

图 4

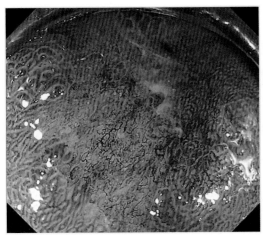

图 5　　　　　　　　　　　　　　　　　图 6

NBI 放大图像（A 区域）

图 4 内镜图像中黄框部分的放大图像为**图 5**，绿框部分的放大图像为**图 6**。

图 5 和**图 6** 内镜图像的左侧可见背景黏膜，表现为具有椭圆形或裂隙样开口的管状结构或绒毛状结构，判断为萎缩黏膜。

病变内部的表面微结构表现如下：**图 6** 的内镜图像中也可看到白区缩窄的不规则结构，与**图 5** 中的内镜表现相同，总体上表面结构不清晰。根据表面微结构存在的差异判断存在边界线（demarcation line，DL）。病变内部的微血管结构粗细不均，走行不规则。

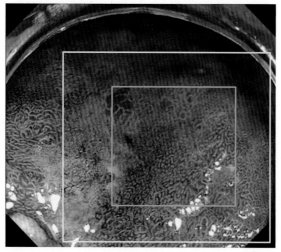

图 7

NBI 放大图像（B 区域）

图 7 内镜图像中黄框部分的放大图像为图 8，绿框部分的放大图像为图 9。

图 8 和图 9 内镜图像的右上区域可见背景黏膜，表现为具有椭圆形或裂隙样开口的管状结构或绒毛状结构，判断为萎缩黏膜。

图 8 内镜图像中，病变内部的表面微结构表现为上皮下毛细血管网围绕腺管开口排列，与背景黏膜的表面微结构存在差异，判断存在 DL。

图 9 为进一步提高放大倍数的内镜图像，可见上皮下毛细血管网形态不规则，腺管开口大小不均，表面微结构、微血管结构均不规整。

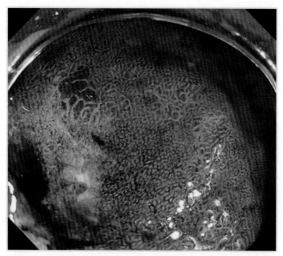

图 8

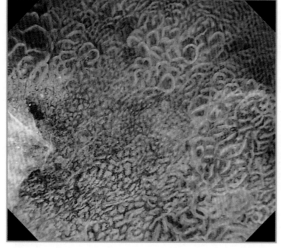

图 9

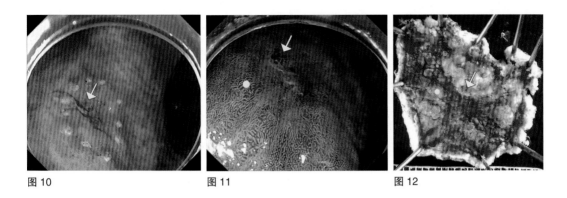

图 10   图 11   图 12

内镜图像和新鲜切除标本（图10～图12）

　　黄色箭头代表活检后的再生上皮。在 NBI 图像与新鲜切除标本中标记的黄色圆点代表部位相对应的病变边缘的隆起。标记后行 ESD 整块切除。

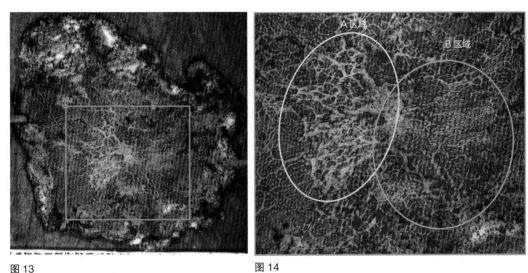

图 13   图 14

结晶紫染色标本和蓝框的放大图像

　　图13中结晶紫染色标本上蓝框的放大图像为**图14**。背景黏膜表现为从管状小凹至绒毛状结构。NBI 内镜图像中的 A 区域相当于病变的左半部分（黄圈处），呈大小不等的绒毛状结构；B 区域相当于病变的右半部分（绿圈处），呈大小不等、形状不一的小凹状结构。

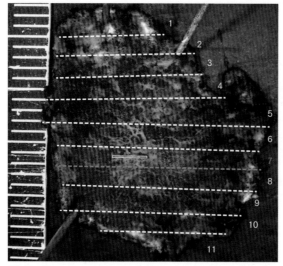

图 15

切除标本和组织切片图像

#7 切片的组织学图像（**图 16**）与病变左侧部分（A 区域）的病理解读。切除标本（**图 15**）中的黄框对应于下方组织条（**图 16**）中的黄框。

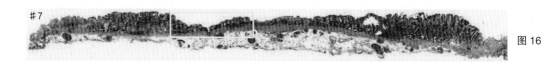

#7

图 16

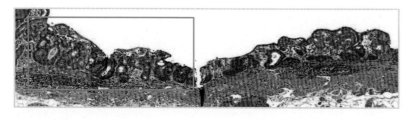

图 17

图 16 黄框的放大图像

图 17 的组织条对应于**图 16** 组织条中黄框部分。肿瘤性腺管明显低于周围腺管，形态迂曲，有融合趋势。

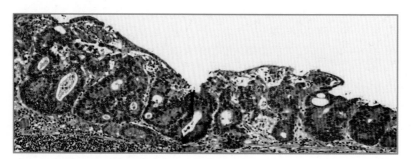

图 18

图 17 蓝框的放大图像

图 18 的组织条对应于**图 17** 组织条中蓝框部分。肿瘤细胞核深染，呈圆形至类圆形，极性紊乱，诊断为高分化型管状腺癌。

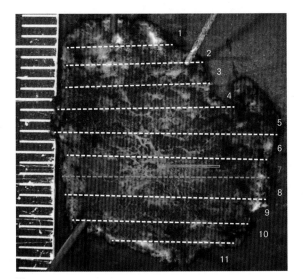

图 19

切除标本和组织切片图像

#7 切片的组织学图像与病变右侧部分（B 区域）的病理解读。切除标本（**图 19**）中的绿框对应于下面组织切片（**图 20**）中的绿框。

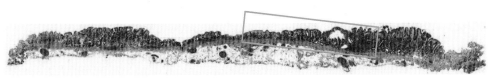

图 20

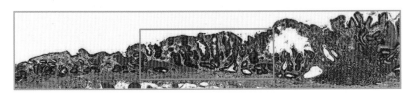

图 21

图 20 绿框的放大图像

图 21 的组织条对应于**图 20** 组织条中绿框部分。蓝框所示的部分中，其右侧的肿瘤性腺管与左侧的肿瘤性腺管相比，右侧的肿瘤性腺管更高，但迂曲较轻微。

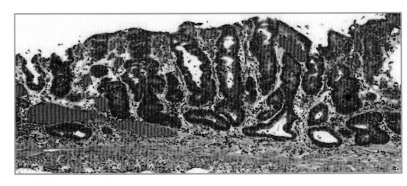

图 22

图 21 蓝框的放大图像

图 22 的组织条对应于**图 21** 组织条中蓝框部分。肿瘤细胞核深染，呈圆形至类圆形，极性紊乱，诊断为高分化型管状腺癌。

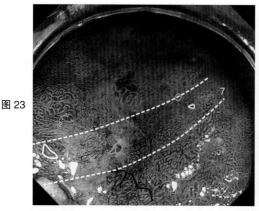
图 23

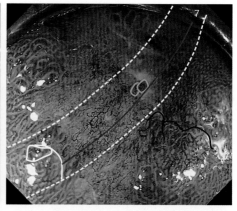
图 24

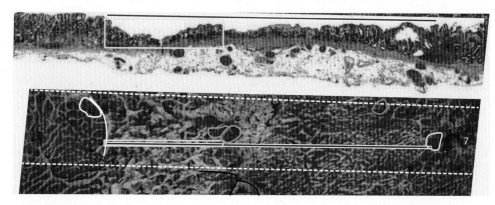
图 25

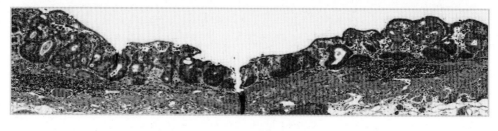
图 26

NBI 图像、结晶紫染色标本和组织学图像的对比

NBI 图像（**图 23，图 24**）与结晶紫染色标本上白色、绿色、蓝色、黄色、黑色标记处为相对应的结构。白色虚线为改刀切割线，红线所示为癌的范围。结晶紫染色标本上 #7 组织条上红线所示为肿瘤的范围（**图 25**）。切片和结晶紫染色标本上黄框所示的组织像（**图 26**）与图 3 中 A 区域的组织学图像相对应。肿瘤性腺管的高度明显低于周边腺管，走行迂曲，有融合趋势，胞核深染，呈圆形至类圆形，极性紊乱，诊断为高分化型管状腺癌。

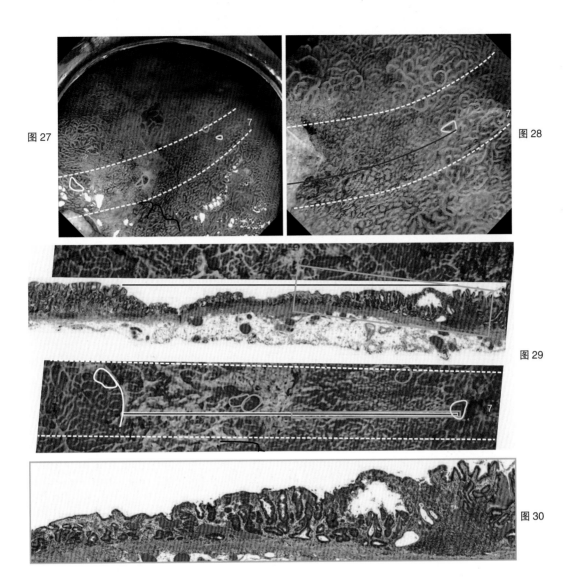

图 27

图 28

图 29

图 30

NBI 图像和结晶紫染色后改刀的标本，图 29 绿框放大的组织学图像

NBI 图像（**图 27，图 28**）与结晶紫染色标本上白色、绿色、蓝色、黄色、黑色标记处为相对应的结构。白色虚线为切割线，红线为癌的范围（**图 29**）。**图 30** 所示为切片及结晶紫染色标本中绿框所示的组织学图像，与**图 3** 中 B 区域的组织学图像相对应。与 A 部分的肿瘤性腺管相比，该部分肿瘤性腺管更高、迂曲轻微，诊断为高分化型管状腺癌。

病理诊断

M，Ant，Type 0–Ⅱc，11mm×8mm，tub1，pT1a（M），pUL0，Ly0，V0，pHM0，pVM0。

病例要点	A 区域与 B 区域的 NBI 图像存在差异，这是由于肿瘤性腺管的高度和迂曲程度不同所导致的。

古立真一（国立病院機構岡山医療センター 消化器内科）

白光观察·IEE 观察

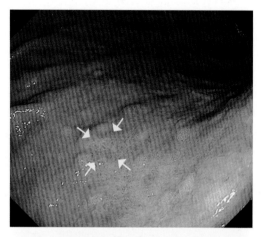

图 1

白光内镜图像

背景黏膜可见散在斑片状发红，诊断为萎缩黏膜。根据斑片状发红考虑为 *H.pylori* 除菌后改变。

胃体中部大弯偏后壁可见略微发黄的凹陷性病变（黄色箭头）。根据轻微的色调差异怀疑存在病变，但边界不清，难以确诊为上皮性肿瘤。

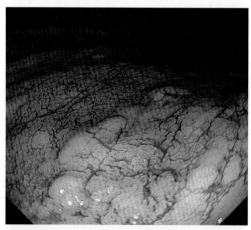

图 2

喷洒靛胭脂图像

喷洒靛胭脂后，病变反而更加难以辨认。病变处仅可见轻微的黏膜结构改变，难以确定为肿瘤。

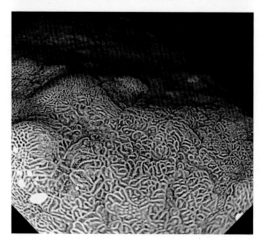

图 3

NBI 弱放大图像

NBI 弱放大下病变呈浅棕褐色区域。

背景的非肿瘤黏膜为规则的绒毛状结构。与之相对，浅棕褐色区域内可见稍微增大的绒毛状结构。

病变边界很难通过表面结构的差异进行识别。

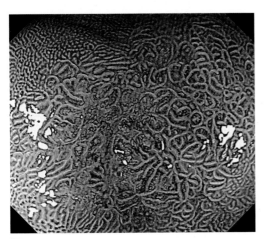

图4

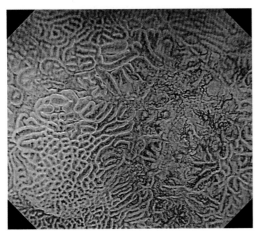

图5

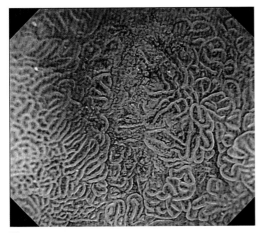

图6

NBI中等放大图像（图4~图6）

背景黏膜可见管状和绒毛状结构混杂分布，部分区域可见亮蓝嵴（light blue crest），考虑为肠上皮化生。

病变内部表面结构不清，可见粗细不均、走行不规则的血管。在结构不清的区域内，可见不规整的血管，诊断为上皮性肿瘤（癌）。

一般来说，肿瘤内的表面结构能够分辨时，诊断为分化型癌；若结构不清则既可能为分化型癌，也可能为未分化型癌。在结构不清时，需通过更加细致地观察血管来诊断组织学类型。

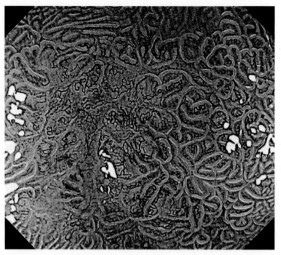

图7

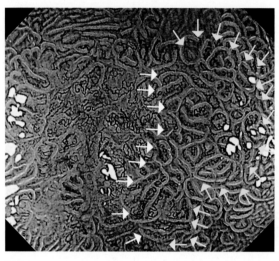

图8

NBI 中等放大图像

图7、图8为同一图像。

在结构不清的区域内，大部分为不规则的非网格状（non-network）血管，一部分区域仍有网格状血管。由于原有的血管结构并未破坏，组织学类型诊断为分化型。

结构不清区域的后壁侧（**图8**右侧），可见稍微增大的绒毛状结构。该区域白区（WZ）宽度均匀，与背景黏膜一致。根据增大的绒毛状结构区域内可见不规整的血管，考虑该区域癌的表层有非肿瘤上皮覆盖。

箭头内的区域是考虑肿瘤表层覆盖非肿瘤黏膜的区域（黄色箭头是背景黏膜与病变的边界，白色箭头是病变内肿瘤显露区域与非显露区域的边界）。

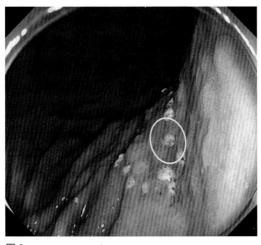

图 9

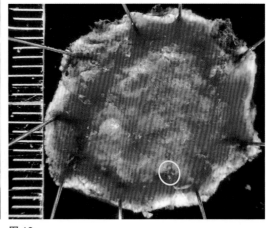

图 10

标记图像和新鲜切除标本（图9~图10）

黄色圆圈口侧可见双标。如**图9**所示，在 ESD 术前行环周标记时，口侧行双重标记，便于术后在标本上判断位置。标记后行 ESD 整块切除。

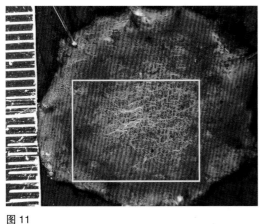

图 11

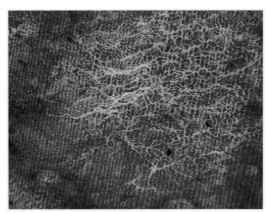

图 12

结晶紫染色标本和黄框处的放大图像（图11）

结晶紫染色标本（**图11**）的放大图像（**图12**）。中央处可见结构欠清的区域，病变范围难以判断。

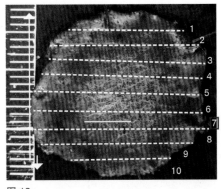

图 13

切除标本和组织切片图像

图 13 所示为切割线。

切片 #7 的组织学图像（图 14）及其中心区域（黄框，图 15）。病变区域较周围黏膜轻度凹陷，仍保留腺管结构，但可以看到轻度的腺管扭曲、走行迂曲，结构轻度不规整。

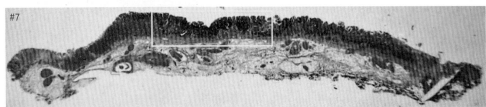

图 14

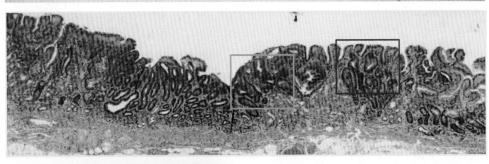

图 15

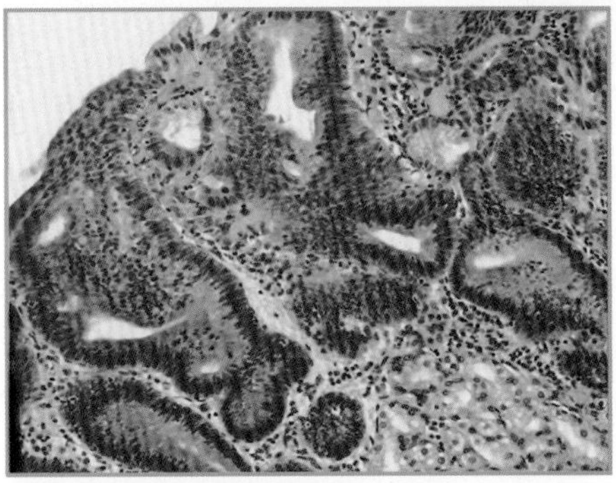

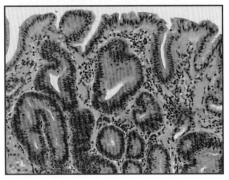

图 16

图 15 绿框的放大图像（图 16）

病变中央凹陷区域的组织学图像（HE 染色），可见细胞核肿大，呈假复层排列，自表层连续分布，尚保留腺管结构，诊断为高分化型管状腺癌（tub1）。

图 15 红框的放大图像（图 17）

另外，凹陷右侧的黏膜固有层内可见细胞核肿大，呈假复层排列，诊断为高分化型管状腺癌（tub1），但表层有非肿瘤性黏膜覆盖。

图 17

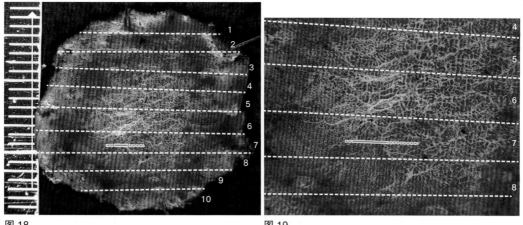

图18　　　　　　　　　　　　　　　图19

结晶紫染色后改刀标本和放大图像（图18，图19）

蓝色实线为肿瘤在表层显露的区域，蓝色虚线为存在非肿瘤上皮覆盖的区域。

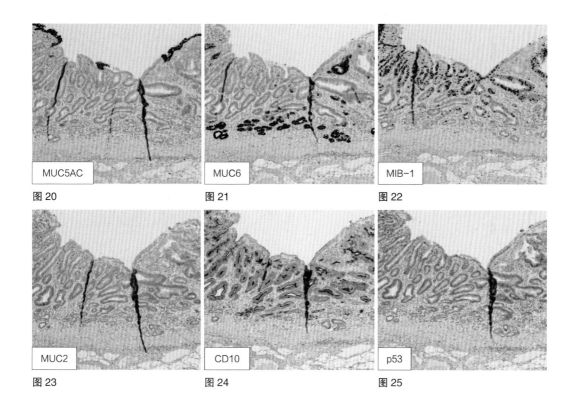

MUC5AC　　　　　　　MUC6　　　　　　　MIB-1

图20　　　　　　　　　　　图21　　　　　　　　　　　图22

MUC2　　　　　　　CD10　　　　　　　p53

图23　　　　　　　　　　　图24　　　　　　　　　　　图25

免疫组化染色图片（图20~图25）

免疫组化染色的结果显示，MUC5AC、MUC6、MUC2为阴性，仅CD10为阳性，为肠型表型。p53未见过表达。

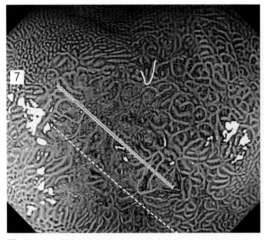
图 26

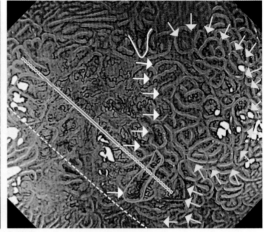
图 27

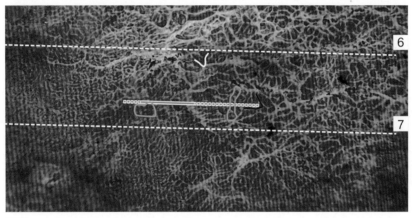
图 28

NBI 图像（图26，图27）与结晶紫染色标本（图28）的对比

　　白色、绿色、黑色线所示的结构分别对应，白色虚线为改刀线。NBI 图像（**图26**，**图27**）上蓝色实线为癌的范围，蓝色虚线为表层存在非肿瘤覆盖的区域。

　　病变后壁侧可见白区宽度均一、增大的绒毛状结构，内部可见不规则血管，术前诊断为表层覆盖非肿瘤上皮的癌。将该部位与切除标本进行对比，确认是肿瘤表层存在非肿瘤上皮覆盖的区域。

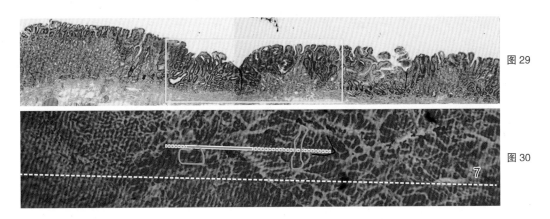

图 29

图 30

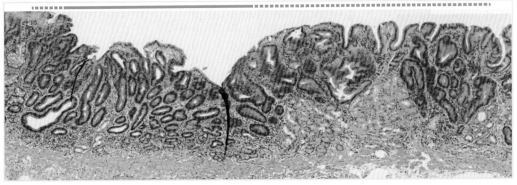

7

图 31

结晶紫染色后改刀的标本（图 30），图 29 黄框放大的组织学图像（图 31）

　　蓝色实线区域内为黏膜内高分化型管状腺癌。另外，蓝色虚线区域为肿瘤表层存在非肿瘤性黏膜覆盖的区域。

病理诊断

　　Type 0-Ⅱc，5mm×2mm，tub1，pT1a（M），pUL0，Ly0，V0，pHM0，pVM0。

病例 要点	对于除菌后胃癌，如果肿瘤边缘可见白区宽度均匀、增大的绒毛状结构，应警惕肿瘤表面存在非肿瘤黏膜覆盖。这种情况下应注意观察增大的黏膜结构内是否存在不规则血管。

若槻俊之（国立病院機構岡山医療センター 消化器内科）

白光观察 · IEE 观察

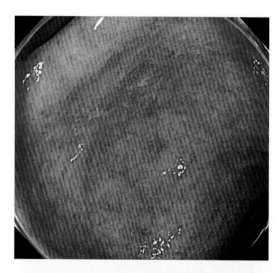

图 1

白光内镜图像

背景可见斑片状发红，诊断为萎缩黏膜。

胃窦小弯侧黏膜发红，其周边可见较广泛的黄色至轻度发红的区域。色调差异和高低差均不明显，边界不清。

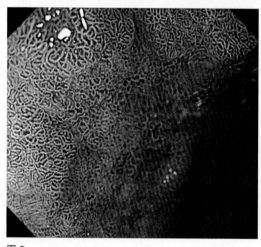

图 2

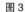

图 3

NBI 弱放大图像

图 2、**图 3** 为同一图像。

NBI 弱放大下背景黏膜呈规整的绒毛状结构，部分区域可见亮蓝嵴（light blue crest，LBC），诊断为肠上皮化生。

另外，病变内可见大小不等、小而密集的绒毛状结构，白区宽度不均。

根据背景黏膜和病变内部的结构差异，考虑黄色虚线处为边界线（**图 3**）。

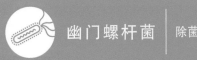
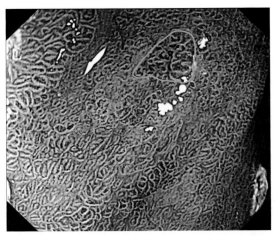

图 4

NBI 中等放大图像（病变前壁肛侧，图4）

绿线与**图3**中的绿线标记处代表同一部位。

背景黏膜可见管状结构和绒毛状结构混合存在。

病变内部可见大小不等、小而密集的绒毛状结构，白区宽度不均匀。根据结构差异判断病变存在明确的边界。

NBI 中等放大图像

在 NBI 中等放大下观察病变内部。与背景黏膜相比，可见腺管结构大小不等，白区宽度不均，部分区域 LBC 阳性。

图6 为**图5**的放大图像。

病变内部可见稍微增大的绒毛状结构。

强放大（**图6**）观察，稍微增大的结构内可见形状不均匀的血管。该处为上皮环内血管（vessels within epithelial circle，VEC）结构，疑为乳头状腺癌（pap）。

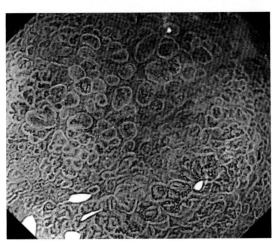

图 5

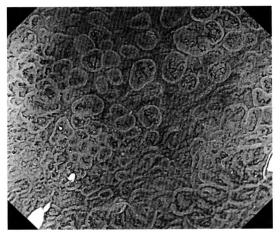

图 6

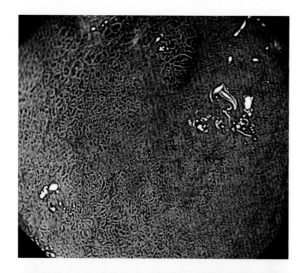

图 7

NBI 弱放大图像（病变肛侧，图 7）

背景黏膜和病变内部均为绒毛状结构。弱放大观察下通过结构差异很难判断病变边界。

下面是该部位的中等放大图像。

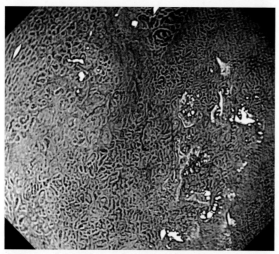

图 8

NBI 中等放大图像

图 8、图 9 为同一图像。

较图 7 更接近病变，进行 NBI 中等放大观察。病变内部可见绒毛状结构，白区宽度略不均匀。

根据这种结构差异，考虑黄色虚线处似乎为病变边界。

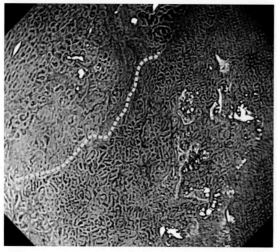

图 9

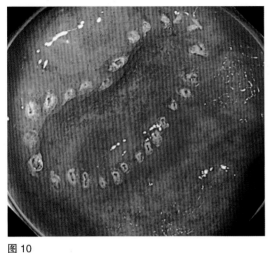

图 10

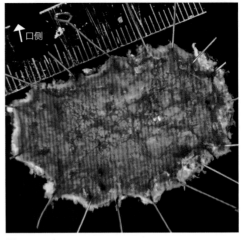

图 11

标记图像（图 10）与新鲜切除标本（图 11）

如**图 10** 所示，ESD 术前环周标记，行 ESD 整块切除。在**图 11** 中，将新鲜切除标本调整方向与内镜图像的角度相匹配。

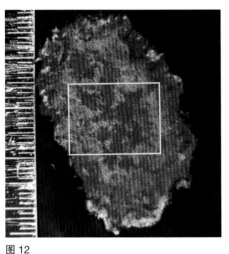

图 12

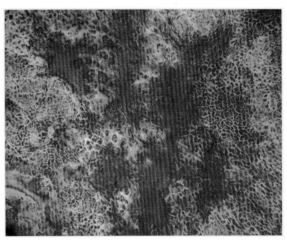

图 13

结晶紫染色标本（图 12）和黄框的放大图像（图 13）

在结晶紫染色标本的放大图像（**图 13**）中，中央处可见结构不清和腺管明显大小不等的区域。但其周边也有怀疑轻度结构不整的区域，难以识别明确的病变范围。

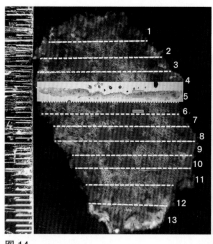

图 14

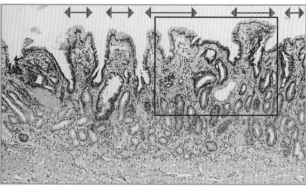

图 15

切除标本与组织学图像

结晶紫染色标本（**图14**）与组织学图像（**图15**）。**图14**绿框的放大图像如**图15**所示。

绿框所示为病变内部的组织学图像，黏膜内可见高分化型管状腺癌。表层粉色箭头标识的区域内可见非肿瘤性小凹上皮混杂。

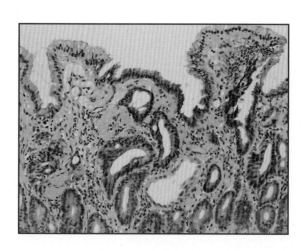

图 16

图 15 红框的放大图像（图 16）

在小凹上皮上凸起部分为非肿瘤黏膜，凹陷部分可见高分化型管状腺癌。

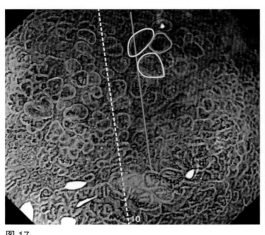

图 17

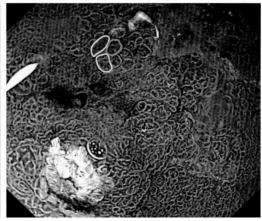

图 18

图 19

图 20

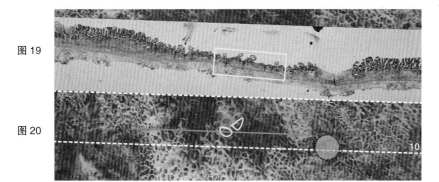

NBI 图像（图 17，图 18）、结晶紫染色标本（图 20）和组织学图像（图 19）的对比

黄色、蓝色线所标识的结构互相对应。绿色圆圈代表术前的标记点。白色虚线为切割线，蓝线所示为癌的范围。NBI 下稍微增大的绒毛状结构内可见形状不均的血管，其组织学图像对应于黄色方框范围。该部分的放大图像如**图 21** 所示。

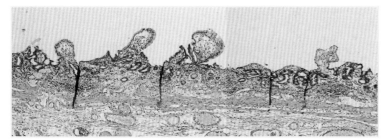

图 21

图 19 黄框放大的组织学图像

黏膜内可见高分化型管状腺癌。从黏膜表层凸出的小凹上皮为非肿瘤性黏膜。也就是说，推测 NBI 下稍微增大的绒毛状结构所在的位置为非肿瘤性黏膜。

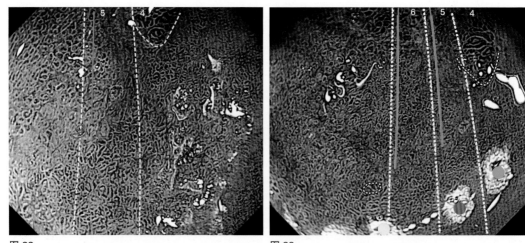

图 22　　　　　　　　　　　　　　图 23

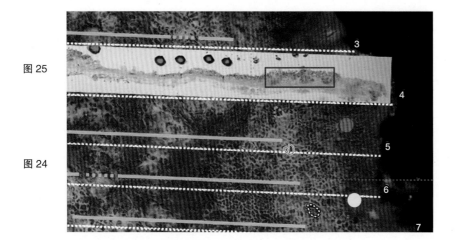

图 25

图 24

NBI 图像（图 22，图 23）、结晶紫染色标本（图 24）和组织学图像（图 25）的对比

　　黄色、绿色、红色、蓝色线所标识的结构互相对应。白色虚线为切割线，蓝线为癌的范围，蓝色虚线为表层覆盖非肿瘤的区域。

　　在病变肛侧，病变与背景黏膜之间的结构差异不明显，边界诊断困难。白区宽度轻度不均匀的区域诊断为病变边界，基本上是准确的。病变边界处的组织学表现如红框内放大的组织学图像（图 26）所示。

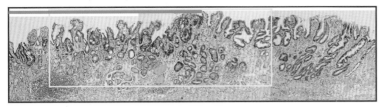

图 26

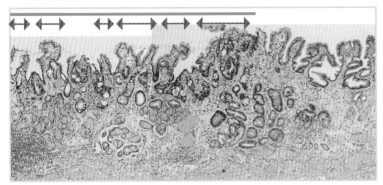

图 27

图 25 红框放大的组织学图像和图 26 黄框放大的组织学图像

在**图 26** 中，蓝线区域可见癌。

癌的区域与非癌区域相比，腺管密度无明显差异。**图 27** 黏膜内可见高分化型管状腺癌，但表层粉色箭头标识的区域内可见非肿瘤性小凹上皮混杂。

边界诊断困难的原因是癌与非癌区域腺管密度差异不大，而且在癌的区域内混杂了许多非肿瘤性小凹上皮。通过内镜图像与组织图像的准确对比可将其复原。

病理诊断

Type 0–Ⅱc，29mm × 17mm，tub1，pT1a（M），pUL0，Ly0，V0，pHM0，pVM0。

病例 要点	该例为除菌后胃癌，癌区域内混杂着非肿瘤性黏膜，边界诊断困难。这种情况下，使用 NBI 放大观察，详细观察白区的宽度是非常重要的。

若槻俊之（国立病院機構岡山医療センター 消化器内科）

白光观察

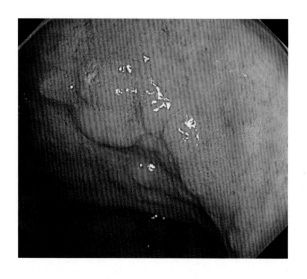

图 1

白光内镜图像

　　背景可见斑片状发红，诊断为萎缩黏膜。

　　胃体下部小弯偏后壁可见与周围黏膜色调相同、大小约 20mm 的隆起性病变。隆起具有多个结节，每个结节较低平，无隆起内凹陷或台状上举等明显提示 SM 浸润的表现。

IEE 观察

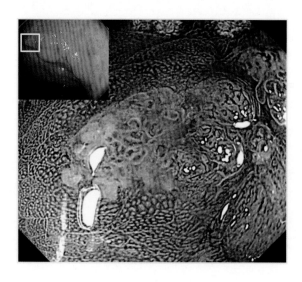

图 2

NBI 中等放大图像（黏液附着部位）

　　背景黏膜呈规整的管状结构。

　　NBI 放大下可见口侧偏前壁有黏液附着，难以冲洗去除，其内可见大小不等的乳头状结构。该处的组织学类型疑为黏液癌（muc）。

　　在黏液附着的后壁侧可见大小不等的管状结构。其组织学类型诊断为高分化型管状腺癌（tub1）。

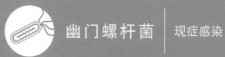

患者 | 60 余岁，女性　　幽门螺杆菌 | 现症感染

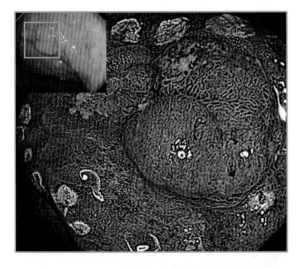

图 3

NBI 弱放大图像（病变中央）

　　病变中央至口侧可见较高的隆起。弱放大下观察，可见其腺管密度比周围的背景黏膜和肿瘤黏膜增高。该处的 NBI 中等放大图像如**图 4** 所示。

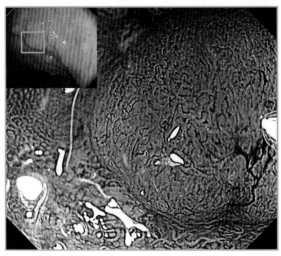

图 4

NBI 中等放大图像（病变中央）

　　这是**图 3** 的 NBI 中等放大图像。

　　各部分均能看到白区（WZ），从整体上看，黏膜结构显示不清。血管形态不规则、粗细不均。

　　根据白区一部分尚可辨认，诊断为分化型癌。不过，因其结构不清、血管不规整，考虑可能为分化程度较低的癌（中分化型管状腺癌 tub2）。

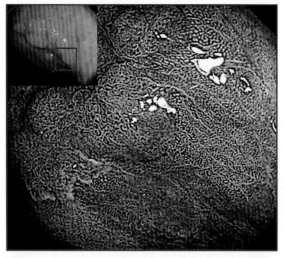

图 5

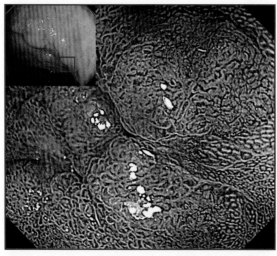

图 6

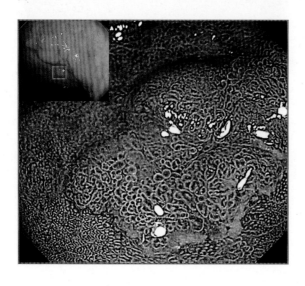

NBI 弱放大图像（图 5），NBI 中等放大图像（图 6，病变后壁侧）

病变的后壁侧大部分为大小不等的绒毛状结构。

图 6 为图 5 的中等放大图像。

抵近放大，可见后壁侧的隆起处一部分区域结构不清。结构不清的区域内部可见形态不一、粗细不均、密集的网格状血管。

该部位的组织学类型诊断为高分化型管状腺癌（tub1）。

图 7

NBI 放大图像（病变肛侧）

背景黏膜是与其他区域一致的规整的管状结构。

病变肛侧的白区相对规整，但可见独立、分明的乳头状结构，大小不等，呈类圆形，判断为 VEC pattern。组织学类型疑为乳头状腺癌（pap）。

另外，乳头状结构的口侧可见大小不等的绒毛状结构，该部位诊断为高分化型管状腺癌（tub1）。

标记·切除标本·复原图

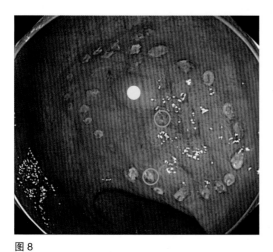

图 8

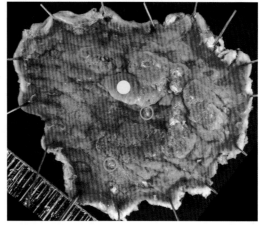

图 9

标记图像和新鲜切除标本（图8，图9）

黄色圆圈为隆起部的顶端。绿色圆圈为病变内部和肛侧所行的双标。

在该例中，对病变肛侧所见的乳头状结构和其口侧的绒毛状结构分别进行标记。像这样，由于 ESD 术前行全周标记时进行了双标，便于今后与标本对比时进行位置的比对，也方便以后 NBI 图像与组织学图像的对比。

标记后，行 ESD 整块切除。

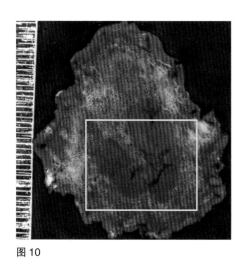

图 10

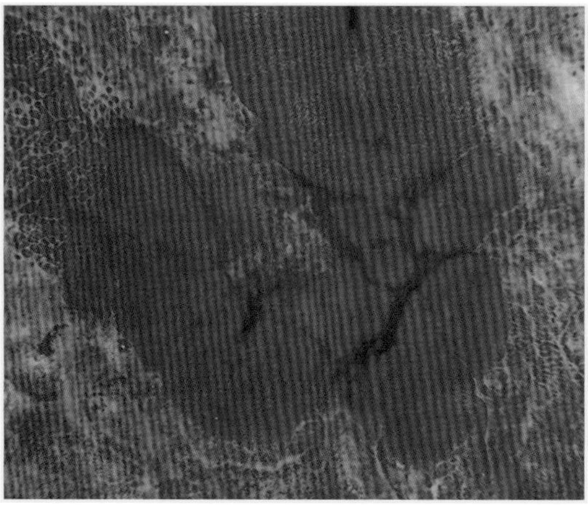

图 11

结晶紫染色标本（图10，图11）

乳头状结构的区域能够清楚识别。其外的病变部分仅能看到小而密集的腺管结构，未见明显的结构不清的区域。

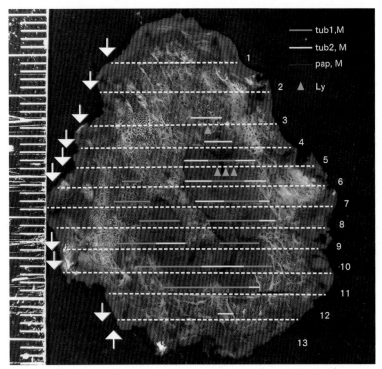

图 12

标本复原图（图 12）

白色虚线为切割线，蓝线处为 tub1，黄线处为 tub2，红线处为 pap。浸润深度均为黏膜内，绿色三角所示的部位可见淋巴管侵犯。

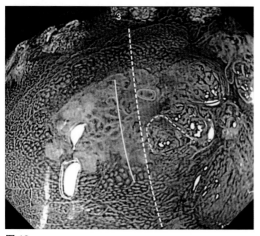 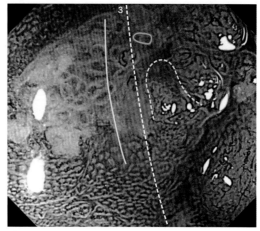

图 13　　　　　　　　　　　　　　　图 14

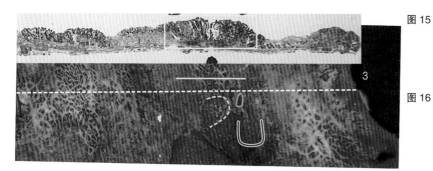

图 15

图 16

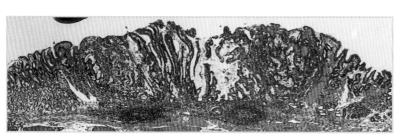

图 17

黏液附着部位的 NBI 图像（图 13，图 14）、结晶紫染色标本（图 16）和组织学图像（图 15，图 17）的对比

　　红线、绿线和黄色虚线所示部位分别对应。白色虚线为切割线，黄线为癌的范围（muc，tub2，tub1）。

　　在 NBI 图像中，黏液附着部位的内部可见具有乳头状结构的区域，组织学类型为 muc 和 tub2 混合型。

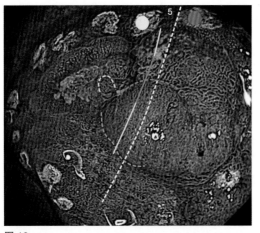

图 18

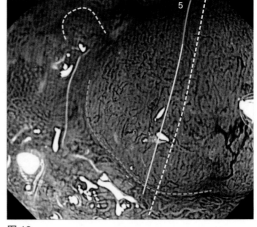

图 19

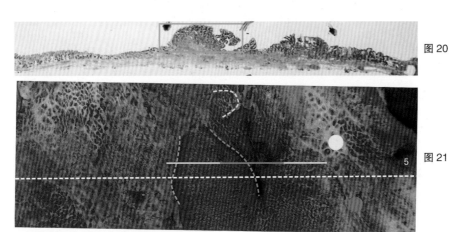

图 20

图 21

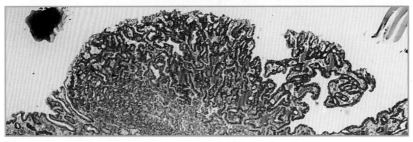

图 22

病变中央的 NBI 图像（图 18，图 19）、结晶紫染色标本（图 21）和组织学图像（图 20，图 22）的对比

黄色、绿色、浅蓝色虚线，以及黄色、橙色圆圈标记处分别对应。白色虚线为切割线，蓝色实线为诊断 tub1 的区域，黄色实线为诊断 tub2 的区域。在 tub2 区域中，局部可见淋巴管侵犯。

在 NBI 图像中，部分区域可见白区，但大部分区域的白区不清晰，而病理组织学图像中也是以崩解的腺管形成的 tub2 为主的类型，NBI 图像很好地反映了这种组织学改变。

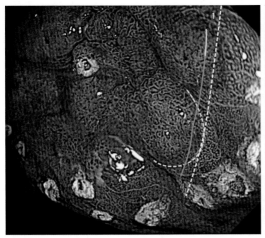

图 23

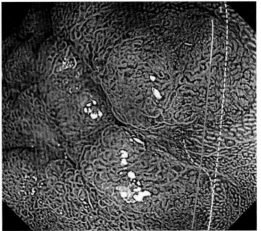

图 24

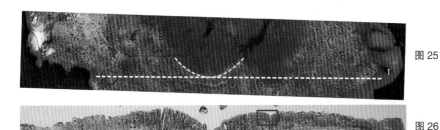

图 25

图 26

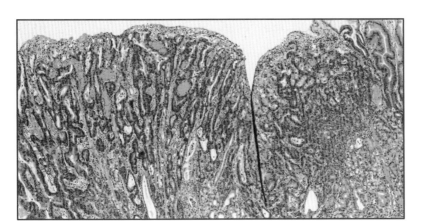

图 27

病变后壁侧的 NBI 图像（图 23，图 24）、结晶紫染色标本（图 25）和组织学图像（图 26，图 27）的对比

红色、黄色虚线分别对应。白色虚线为切割线，蓝色实线区域诊断为 tub1，黄色实线区域诊断为 tub2。

NBI 下大部分区域可见大小不等的绒毛状结构，但组织学类型为高分化型管状腺癌。NBI 下可见一部分结构不清的区域，根据具有网格状血管，诊断为高分化型管状腺癌，实际组织学类型为中分化型管状腺癌（tub2）。

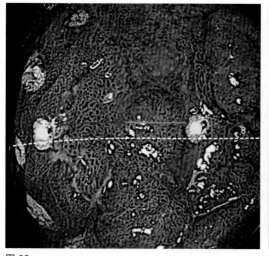
图 28

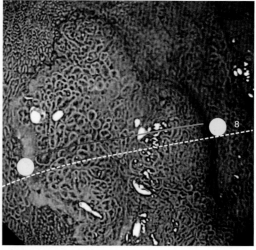
图 29

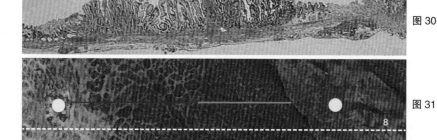
图 30

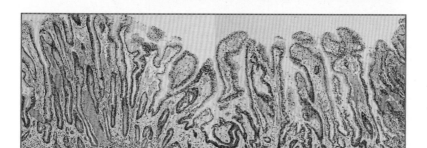
图 31

图 32

病变肛侧的 NBI 图像（图 28，图 29）、结晶紫染色标本（图 31）和组织学图像（图 30，图 32）的对比

黄色圆圈双标所示处分别对应。白色虚线为切割线，蓝色实线区域诊断为 tub1，红色实线区域诊断为 pap。

术前 NBI 可见 VEC 结构的区域，组织学类型诊断为乳头状腺癌（pap）。

病理诊断

　　胃腺癌。Type 0–Ⅱa，tub1＞tub2＞pap，muc，pT1a（M），UL0，Ly1，V0，25mm×18mm（标本：42mm×34mm），M，pHM0，pVM0。

病例 要点	通过 NBI 放大详细观察，不仅能推断上皮性肿瘤的诊断，还能进一步判断组织学类型。

須藤和樹，若槻俊之（国立病院機構岡山医療センター 消化器内科）

白光观察·IEE 观察

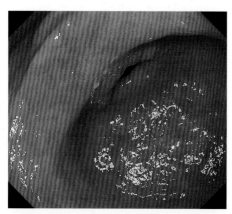

图 1

活检时的白光内镜图像

背景可见斑片状发红，诊断为萎缩黏膜。

白光内镜下，胃窦部前壁可见皱襞轻度牵拉，该处可见淡黄～发红色调的凹陷区域。不过难以根据色调和高低差确定边界。

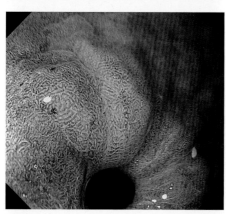

图 2

活检时的 NBI 弱放大图像

背景黏膜可见亮蓝嵴（light blue crest，LBC），考虑为肠上皮化生黏膜。

白光观察可见色调发红的区域，在 NBI 下呈棕褐色（brownish area），但边界不清。

该处位于胃窦小弯前壁至小弯侧，因较易出现胆汁酸反流引起的炎症，有时良恶性难以鉴别。

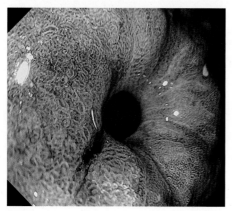

图 3

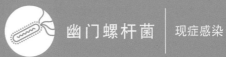
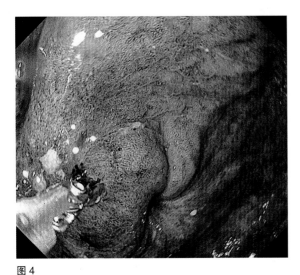

图 4

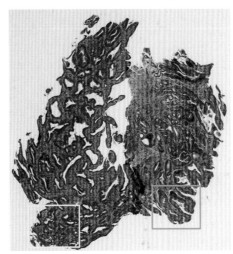

图 5

活检时的内镜图像和活检的组织学图像（HE 染色）

如**图 4** 所示，从发红区域取活检 1 块。

图 5 所示为活检的组织学图像（HE 染色），**图 6**、**图 7** 为黄框、绿框中组织学图像的放大图。

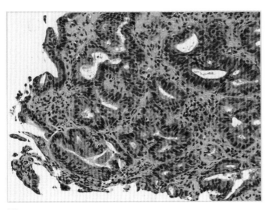

图 6

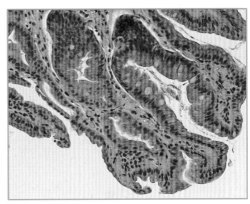

图 7

活检的组织学图像（HE 染色）

此为**图 5** 中黄框、绿框所对应的放大图像（**图 6**，**图 7**）。黄框部分可见胞核轻度异型的区域（**图 6**）。尽管边界不太清晰，还是诊断为 Group 5。

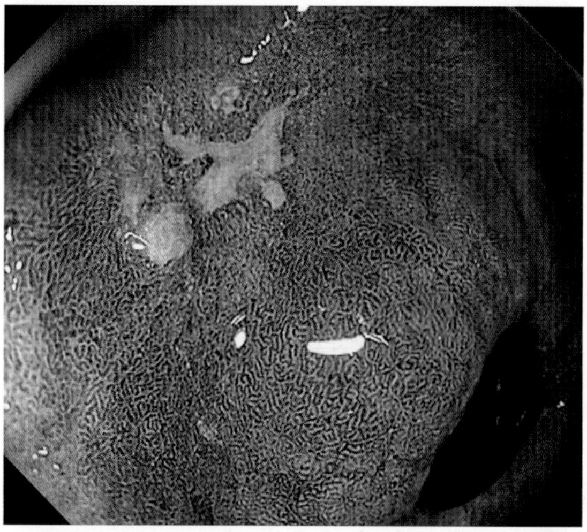

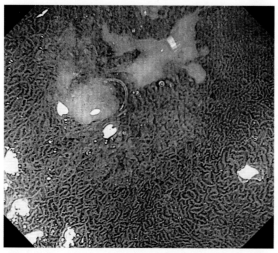

图 8

图 9

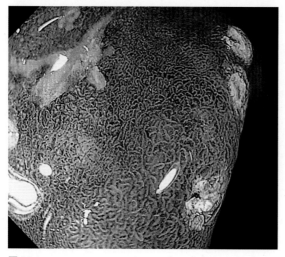

图 10

ESD 时的 NBI 弱放大图像

靠近幽门的黏膜可见 LBC 呈阳性的、规整的绒毛状结构（**图8**）。

白苔附着处周围的黏膜可见大小轻度不等、白区（WZ）宽度略不均匀、难以确切识别的绒毛状结构，但与周围 LBC 呈阳性的黏膜分界不清（**图9**）。

由于活检考虑为 Group5，判断活检的周边（可见结构轻度大小不等的区域）为肿瘤区域，ESD 术前进行了环周标记（**图10**）。

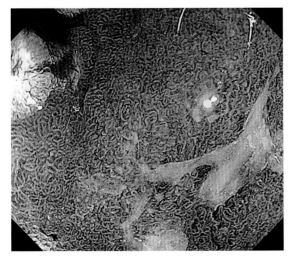

图 11

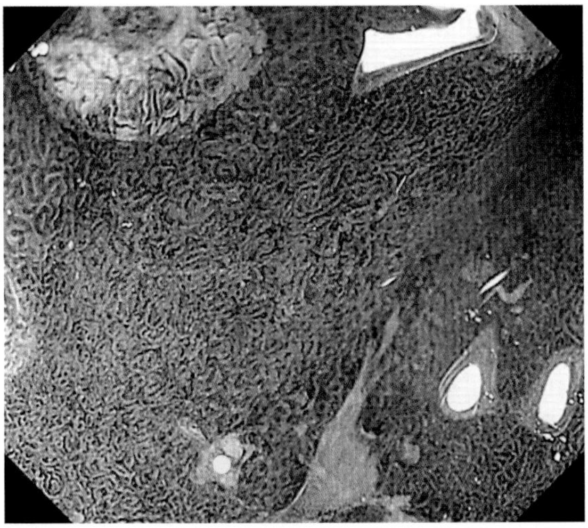

NBI 中等放大图像

图 11、**图 12** 黄圈所示处为同一部位。

标记周围的背景黏膜区域为 LBC 呈阳性的、规整的绒毛状结构，考虑为肠上皮化生黏膜。

白苔周围白区宽度较窄，可见一部分绒毛状结构不清的区域。但是难以根据结构差异确定边界。

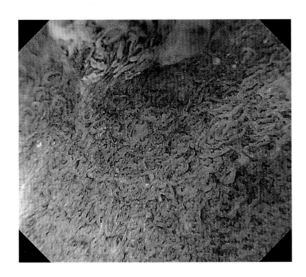

图 12

图 13

NBI 中等～强放大图像

可见轻度大小不等的绒毛状结构，不同区域白区宽度不一致。血管形态未见明显的粗细不均匀、走行不规则的表现。

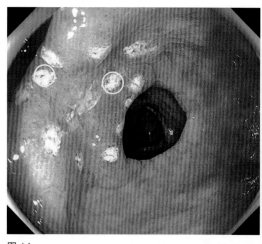

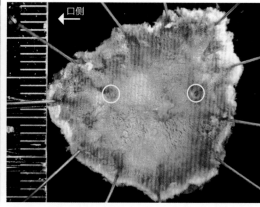

图 14

图 15

标记图像（图 14）和新鲜切除标本（图 15）

黄色圆圈处为双标。NBI 放大下行全周标记，ESD 整块切除。

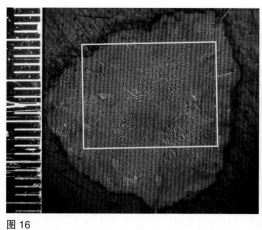

图 16

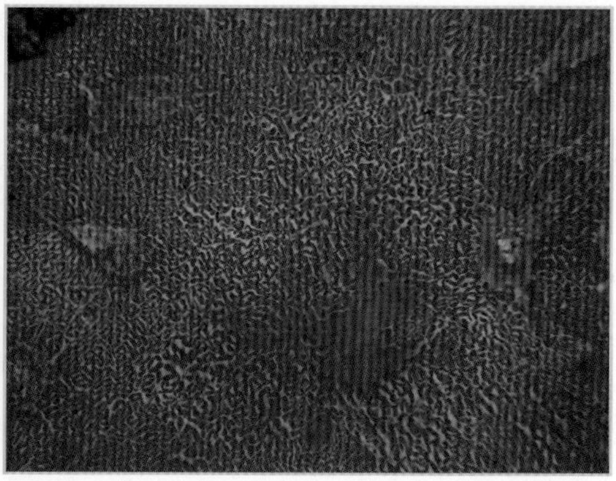

图 17

结晶紫染色标本（图 16）和黄框的放大图像（图 17）

结晶紫染色标本放大观察，中心处可见结构轻度不整的区域，与周围分界不清。

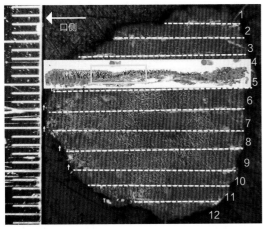

图 18

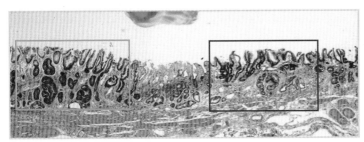

图 19

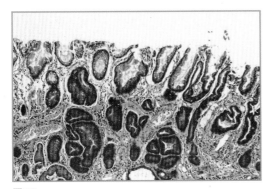

图 20

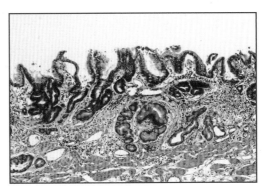

图 21

切除标本和组织学图像

6号切片的组织学图像和中央部（黄框）。中央处可见设置的标记（**图 18**）。

图 19 绿框的放大图（**图 20**）中，可见杯状细胞、刷状缘，诊断为肠上皮化生，未见肿瘤性病变。

图 19 红框的放大图（**图 21**）中，未见杯状细胞，部分可见刷状缘。黏膜固有层中还可见幽门腺。未见肿瘤性病变。

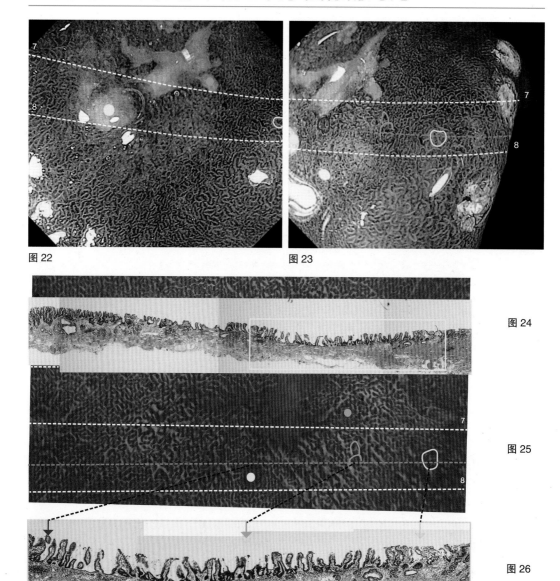

图 22　　　　　　　　　　　　　　　　　　图 23

图 24

图 25

图 26

NBI 图像、结晶紫染色标本和组织学图像的对比

　　NBI 图像（**图 22，图 23**）与结晶紫染色标本（**图 25**）上的绿点、黄点，红线、绿线、黄线所示的结构分别对应。白色虚线为切割线，蓝色虚线为实际的标本制作线。

　　结晶紫染色标本上所示为按比例拼接的组织切片的图片（**图 24**）。**图 24** 黄框的组织学图像的放大图如**图 26** 所示。红色、绿色、黄色箭头所示的部位分别与结晶紫染色标本上的标记相对应。

　　红色和绿色箭头以及绿色和黄色箭头之间的区域，其窝间部的宽度不同。这些部位与 NBI 图像的对比如**图 27 ～ 图 29** 所示。

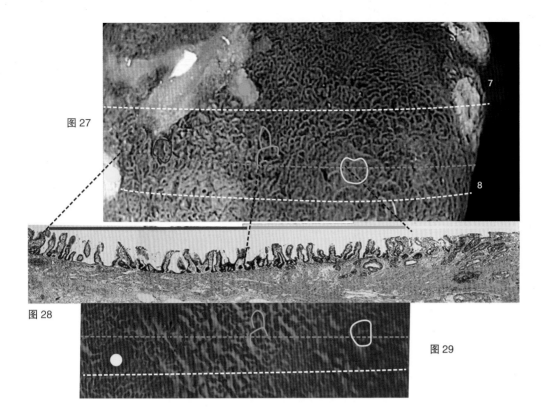

图 27

7

8

图 28

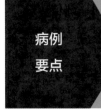

图 29

NBI 图像（图 27）、结晶紫染色标本（图 29）和组织学图像（图 29）的对比

在 NBI 图像和组织学图像中，黑线所示的区域相互对应。

从左侧开始，红线区域为组织学图像上窝间部最窄、腺管密度也较稀疏的区域。在 NBI 图像上对应白区宽度较窄、无法清楚识别的区域。

在中间的绿线区域，组织学图像上窝间部稍窄，排列较规则。NBI 图像上可见结构轻度大小不等、白区宽度较一致的区域。

在右侧的黄线区域，组织学图像上为窝间部最宽的区域。NBI 图像上可见结构清楚、宽度均匀的白区。

病理诊断

非肿瘤。

病例 要点	NBI 下所见的结构差异是由于腺管密度和小凹上皮窝间部的宽度不同所致。 活检的病理诊断与内镜诊断不同时，应与病理医生商讨后再决定治疗方案。

若槻俊之（国立病院機構岡山医療センター 消化器内科）

白光观察·IEE 观察

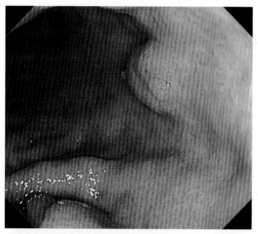

图 1

白光内镜图像

背景可见斑片状发红，诊断为萎缩黏膜。

胃体下部后壁可见褪色调～黄色调的平坦隆起性病变。根据色调和高低差可确认边界，诊断为上皮性肿瘤。

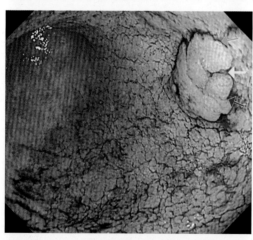

图 2

靛胭脂喷洒图像

靛胭脂喷洒图像中，可见明显的高低差，隆起性病变的边界清晰。

绿色、黄色和红色箭头也会在后面图像中相应的位置进行标记。

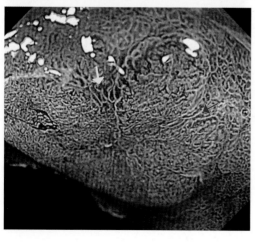

图 3

NBI 弱放大图像

靛胭脂染色（**图 2**）、NBI 图像（**图 3**）中的黄色、红色箭头指示同一部位。

NBI 弱放大下，背景黏膜表现为规整的绒毛状结构。与此相对，扁平隆起内可见大小不等、小而密集的绒毛状结构。根据结构差异可明确判定边界，诊断为高分化型管状腺癌。

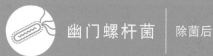
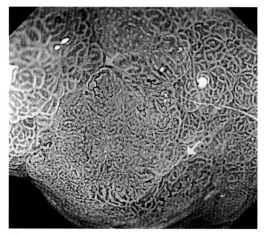

图 4

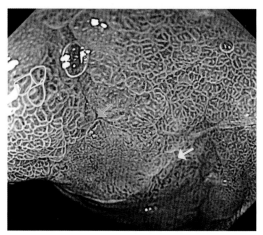

图 5

NBI 弱放大图像（图4，图5）

靛胭脂染色（**图2**）、NBI 图像中的绿色、黄色箭头指示同一部位。

扁平隆起的内部可见大小不等、小而密集的绒毛状结构，根据结构差异可见边界。诊断为病变内部结构不整的高分化型管状腺癌。

另外，病变口侧（图像上方）可见亮蓝嵴（LBC）阳性的管状结构区域。与背景黏膜相比，管状结构区域内的腺管密度稍高，无大小不等、形状不均、结构异型的表现。

管状结构区域的良恶性如何鉴别？

推测是哪种组织学图像？

图 6

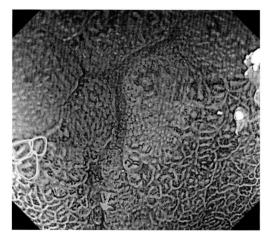

NBI 中等放大图像

图5、**图6**中黄线、绿色箭头所示的结构相互对应。

NBI 中等放大下观察，管状结构区域表现为结构轻度大小不等，内部所见的网格状血管形状不均。

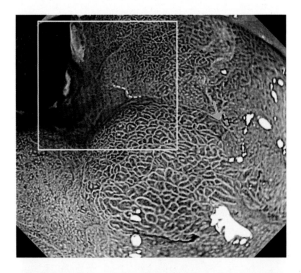

图7

NBI 弱放大图像

与**图6**中绿色箭头所示的部位一致。

图像中央处可见略微增大的绒毛状结构，疑为再生上皮。其周边围绕着小型的管状结构。

图8、**图9**为黄色方框区域的放大图像。

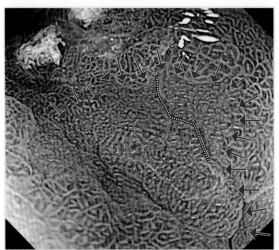

图8

NBI 中等放大图像（图8，图9）

图7～图9中，黄色虚线所示的部位相同。

背景黏膜为整齐的绒毛状结构。另外，红色箭头内可见 LBC 阳性的小型管状结构，该部位的腺管密度明显高于背景黏膜，可见轻度大小不等。

下面回答之前的问题。

该部位的良恶性鉴别

LBC 阳性的小型管状结构内腺管密度高于背景黏膜，有轻度大小不等，诊断为上皮性肿瘤（高分化型管状腺癌）。

应与凹陷型的肠上皮化生相鉴别。

推测是哪种组织学图像？

类似胃底腺的小凹开口表现，推测癌腺管开口较直。与背景黏膜相比，腺管密度增高，窝间部变窄。

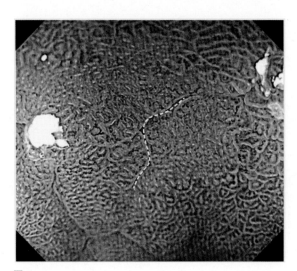

图9

内镜图像、切除标本和组织学图像的对比

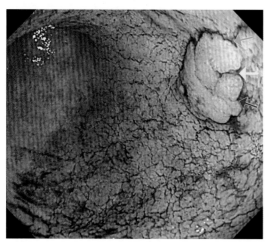

图 10

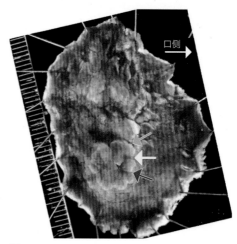

图 11

靛胭脂染色图像和新鲜切除标本（图 10，图 11）

绿色、黄色、红色箭头所示部位分别对应，可判断新鲜切除标本（**图 11**）的右侧为口侧。

新鲜切除标本中可见清楚的隆起性病变，但 NBI 下所见的隆起周边具有管状结构的区域在标本上难以识别。

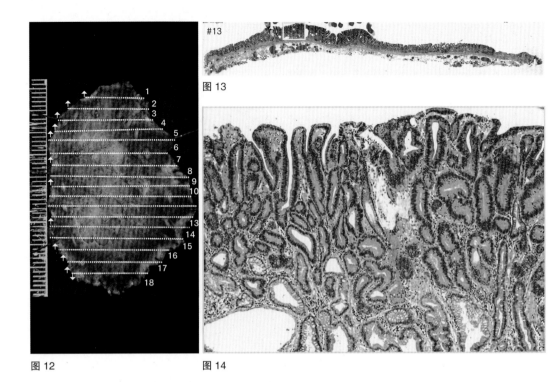

图 12

图 13

图 14

切除标本（图 12）和组织学图像（图 13，图 14，HE 染色）

隆起性病变的组织学图像（**图 13，图 14**），#13 切片中央处（黄框）的放大图。可见轻度的结构异型，胞核肿大，呈假复层改变。诊断为高分化型管状腺癌（tub1）。

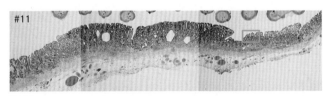

图 15

组织像（#11 切片）

#11 切片为隆起性病变周围所见的管状结构区域的组织学图像（**图 15**）。右侧（绿框）的放大图如**图 16** 所示。

绿框的组织学图像中可见轻度的结构异型和轻度的假复层改变，该部位也诊断为高分化型管状腺癌（tub1）。

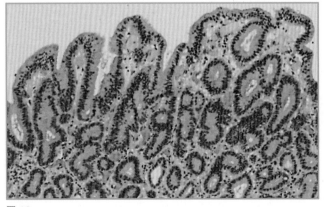

图 16

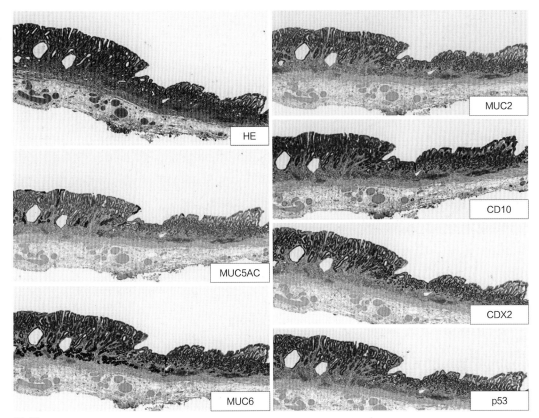

图 17

免疫组化染色（图17）

在隆起部和边缘平坦部的免疫组化染色中，MUC6、MUC2、CD10、CDX2 呈阳性，具有肠型表型。p53 也呈阳性。

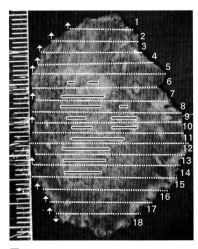

图 18

病理诊断

Type 0－Ⅱa+Ⅱc，22mm×17mm，tub1，pT1a（M），pUL0，Ly0，V0，pHM0，pVM0。

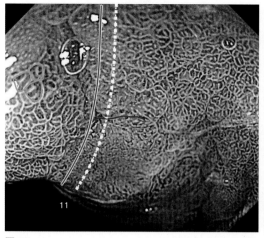

图 19

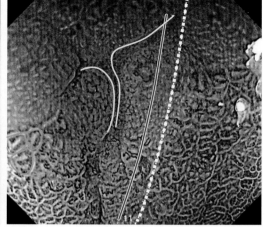

图 20

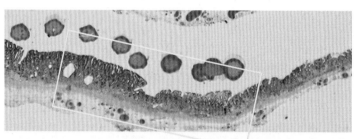

图 21

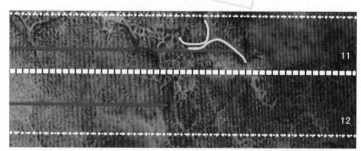

图 22

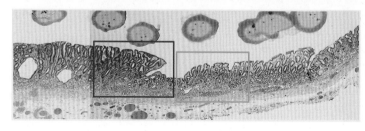

图 23

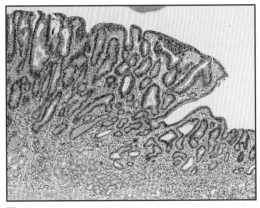

图 24

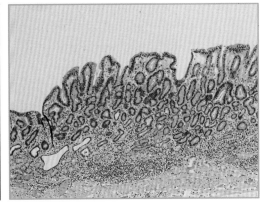

图 25

NBI 图像（图19，图20）、结晶紫染色标本（图22）和组织学图像（图21、23）的对比

绿线、红线、黄线所示的结构分别对应，白色虚线为切割线，蓝线所示为癌的范围。11 号切片中隆起性病变（红框）和管状结构区域（绿框）的组织学图像如**图24**、**图25**所示。

隆起性病变（红框）的组织学图像中可见明显的结构异型，窝间部宽度不一。另外，具有管状结构的区域（绿框）中缺乏结构异型，窝间部宽度较均一。隆起和平坦区域 NBI 下所见的差异很好地反映出这种组织学图像上的不同。

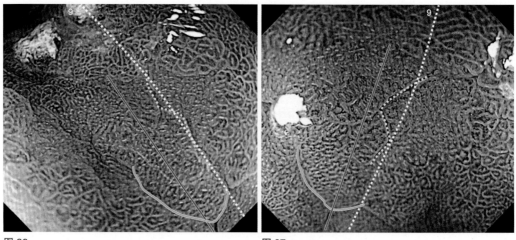

图 26   图 27

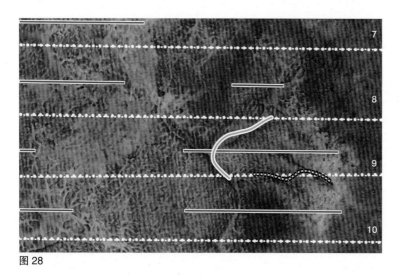

图 28

NBI 图像（图 26，图 27）与结晶紫染色标本（图 28）的对比

　　绿色、黄色虚线所示的结构分别相互对应。白色虚线为切割线，蓝线所示为癌的范围。NBI 图像中所见的 LBC 阳性的管状结构区域符合高分化型管状腺癌。下面展示该部位的组织学图像。

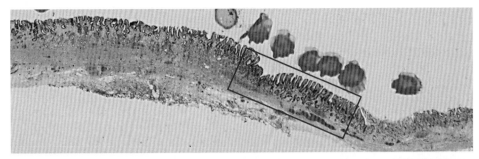
图 29

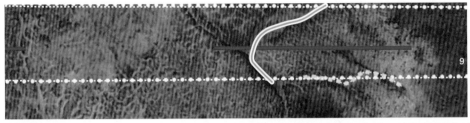
图 30

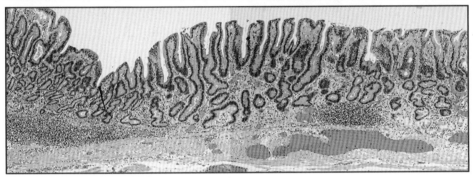
图 31

结晶紫染色后改刀标本（图 30）、图 29 红框放大的组织学图像（图 31）

#9 切片的组织学图像缩放后与结晶紫染色标本进行对比。红框的组织学图像如**图 31** 所示，蓝线区域为高分化型管状腺癌。红框区域的组织学图像缺乏结构异型，窝间部宽度稍不均匀。通过组织学图像可解释在 NBI 图像中所见的缺乏结构不整、腺体轻度大小不等的表现。

病理诊断

Type 0–Ⅱa+Ⅱc，22mm×17mm，tub1，pT1a（M），pUL0，Ly0，V0，pHM0，pVM0。

病例要点	关于隆起性病变边缘是否伴有Ⅱb区域，应在术前仔细检查。如本例所示，在隆起边缘发现与背景的非肿瘤黏膜存在结构差异时，进一步通过 NBI 中等～强放大观察，有时可见到轻度的结构和血管不规整。

若槻俊之（国立病院機構岡山医療センター 消化器内科）

白光观察

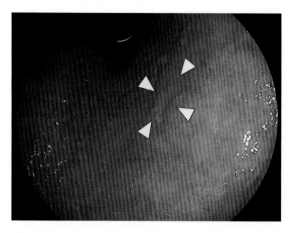

图1

白光内镜图像（远景）

　　背景黏膜可见血管透见，散在白色颗粒状隆起，考虑为肠上皮化生，诊断为萎缩性胃炎。

　　白光内镜下可见病变位于胃体中部小弯、为 5mm 大小的褪色调的凹陷性病变（黄色箭头）。

IEE 观察

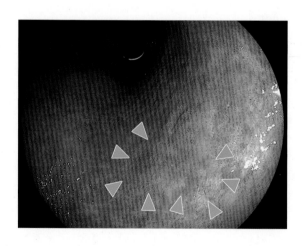

图2

LCI 图像

　　LCI 下于褪色调凹陷的肛侧和前壁侧可见黏膜发红（绿色箭头），怀疑凹陷之外存在肿瘤进展。

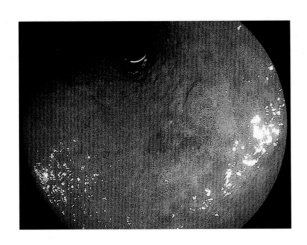

图 3

BLI（非放大）图像

BLI（非放大）下，凹陷之外的发红处呈褐色，与周围黏膜色调不同，病变边界清晰可辨。

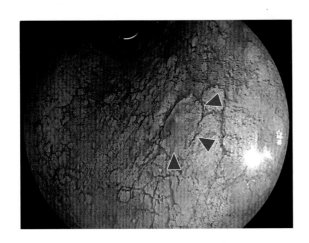

图 4

喷洒靛胭脂图像

喷洒靛胭脂后，病变发红的部分比白光下观察显得更加清楚，而褪色凹陷的部分变得难以识别。发红和凹陷之间还能看到轻微隆起（红色箭头）。

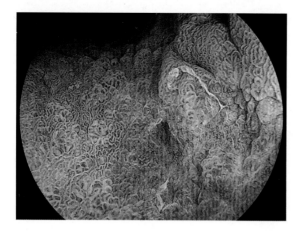

图 5

BLI弱放大图像（病变前壁侧，发红部分）

背景黏膜的结构表现为宽度均一、边缘整齐的白区（WZ）包绕圆形或椭圆形的窝间部，考虑为胃炎改变。部分区域可见亮蓝嵴（light blue crest），诊断为肠上皮化生。

病变前壁侧发红处在弱放大下微表面结构显示不清（MS absent），难以辨认，与周边的非肿瘤黏膜存在清晰的边界（demarcation line，DL present）。

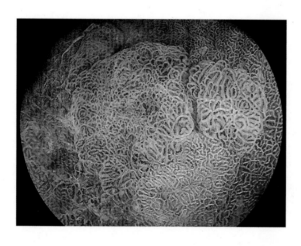

图 6

BLI弱放大图像（病变后壁侧，隆起部分）

喷洒靛胭脂后，在病变前壁侧发红处与口侧凹陷处之间可见看似隆起的部分，与前壁侧黏膜的表面结构不同，可见密集的围绕小圆形窝间部的白区，为上皮环内血管（VEC pattern）结构，与周围认定为非肿瘤部位之间边界清晰。

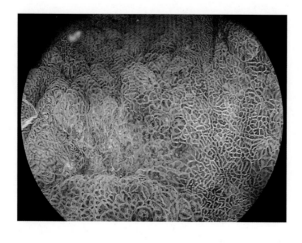

图 7

BLI弱放大图像（病变口侧，凹陷部分）

病变口侧的凹陷内，可见点状或不规则、迂曲的白区，白区的宽度和窝间部的宽度均不均匀，黏膜表面结构看起来与病变前壁侧（发红部分，图5）相似。

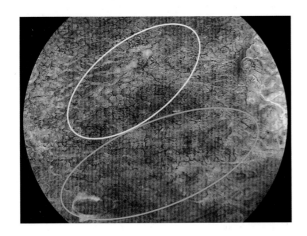

图 8

BLI 中等放大图像（病变前壁侧，发红部分）

病变前壁侧弱放大下所见的无结构（MS absent）区域，提高放大倍数后可见小凹样的白区。该处可见网格状血管，由于原有的血管结构未见破坏，因此考虑组织学分型为 tub1（黄色椭圆）。但其肛侧的白区几乎不能识别，网格状血管结构破坏，血管走行不规则，如何诊断该部位（绿色椭圆区域）的组织学类型值得讨论。

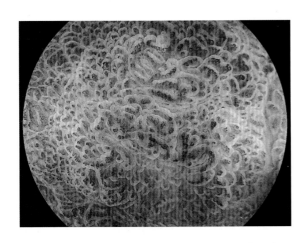

图 9

BLI 中等放大图像（病变后壁侧，隆起部分）

在较为均匀的圆形～椭圆形的白区内可见异型性不明显的上皮内血管结构（VEC pattern）。这部分的结构与病变其他部分的结构不同，由于白区边缘规整，难以判断是肿瘤还是非肿瘤。但根据 BLI 弱放大观察，这部分的结构与外侧考虑为非肿瘤的黏膜结构明显不同，可见边界线，判断为肿瘤性病变，考虑组织学类型为 pap。

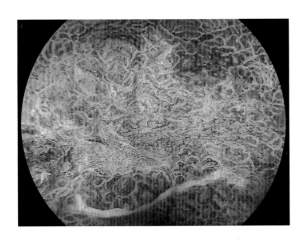

图 10

BLI 中等放大图像（病变口侧，凹陷部分）

与病变前壁侧的结构表现相同。与非肿瘤部分相比，病变边缘处可见明显变窄的、边缘不规整的白区，走行迂曲、不规则。中央处未见白区，但可见网格状血管，由于原有的血管结构未被破坏，因此考虑组织学类型为 tub1。

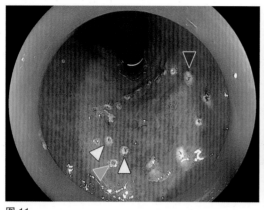
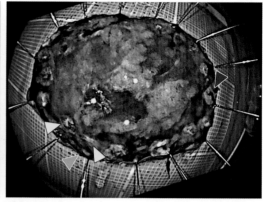

图 11   图 12

标记图像（图11）和喷洒靛胭脂的新鲜切除标本（图12）

黄色箭头为标记时行双标的位置。如图所示，ESD 前环周标记时若进行双标，之后与固定标本进行位置对应时就会比较容易。标记后，行 ESD 整块切除。

复原图与内镜图像的对比

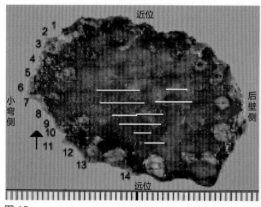
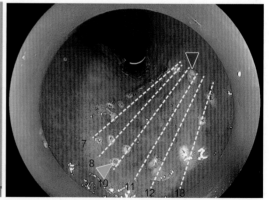

图 13   图 14

复原图与内镜图像的对比①

参考固定标本（图13）上的标记点和实际切割线（制作病理标本的改刀切割线）的位置关系，在内镜图像上画出估计的病理标本制作线（图14，白色虚线）。例如，绿色箭头和红色箭头分别对应两幅图像中相同的标记点，可以看出 #10 切片的病理标本是在这两个标记之间的连线上改刀制作而成的。

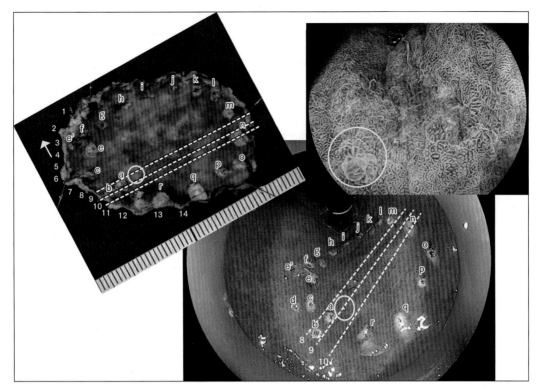

图 15

复原图与内镜图像的对比②

固定标本和内镜图像上的标记点完全一致（**图 15**）。如果能在固定标本上识别内镜图像上具有特征性结构的位置（黄色圆圈），就能准确地在内镜图像上画出估计的病理标本制作线。

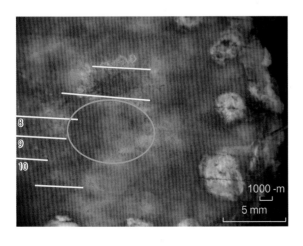

图 16

关注区域的确定

确定固定标本上关注区域的大致范围（**图 16**）。本例中，主要讨论发红与隆起处（绿色椭圆）的组织学图像有何不同。对 #8 或 #9 切片进行讨论就会明白。

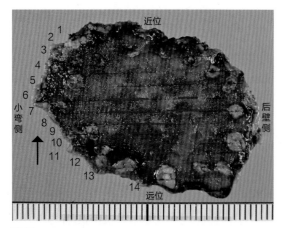

图 17

图 18

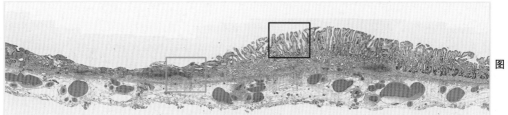

图 19

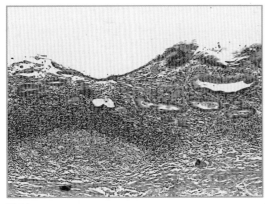

图 20

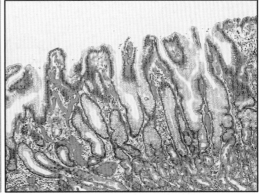

图 21

切除标本及病理标本图像（图 17~图 21）

图 18 为 #8 切片的低倍放大图像。其中心处（**图 18** 的黄框）如**图 19** 所示。

图 20 为**图 19** 中绿框的放大图像。可见由核/浆比高的细胞构成的腺管稀疏分布，黏膜表面缺乏腺管开口。大部分区域可见炎性细胞浸润。

图 21 为**图 19** 中红框的放大图像。延长的小凹排列较为整齐，呈乳头状结构，不过构成小凹的细胞核沿基底层排列，核/浆比并不高，考虑为非肿瘤，是增生的表现。

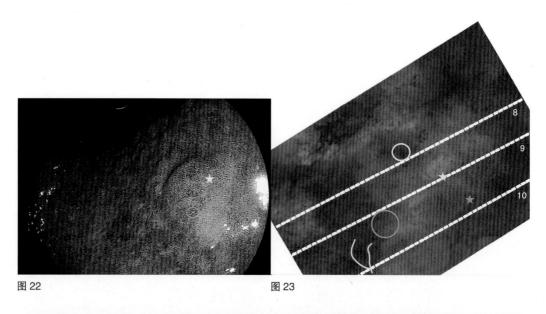

图 22　　　　　　　　　　　　　　　　　图 23

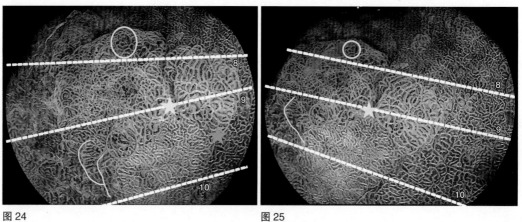

图 24　　　　　　　　　　　　　　　　　图 25

BLI 图像与固定标本的详细对比（图 22~图 25）

　　虚线、圆圈、五角星所示的结构分别对应，白色虚线为估计的病理标本改刀切割线（**图 23** 为实际的切割线）。参照图像中的结构和实际切割线的位置关系，可在内镜图像上推测病理标本改刀切割线。

内镜图像与组织学图像的对比

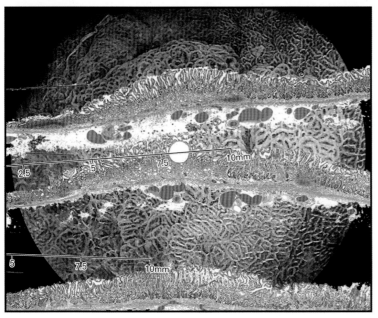

图 26

内镜图像与 HE 标本的对比 （图 26）

　　完成以上步骤后，就可以将内镜图像与病理标本图像在腺管水平上进行对比了。对于所讨论的隆起部分，从放大所见为乳头状结构，但并非肿瘤而是增生。

病理诊断

　　高分化型管状腺癌。M，Less，Type 0-Ⅱc，19mm×10mm，tub1＞tub2＞＞sig，pT1a（M），pUL0，Ly0，V0，pHM0，pVM0。

病例 要点	本例对隆起部分是肿瘤还是非肿瘤进行了讨论。该区域的放大内镜图像疑似乳头状癌，但实际上是非肿瘤性的增生性表现。白区边界清晰规整，提示为非肿瘤性表现。

間嶋　淳(近江八幡市立総合医療センター 消化器内科)

患者于外院行 *H.pylori* 除菌治疗，确认除菌成功。1 个月后行上消化道内镜筛查。于胃体下部后壁发现 1 个发红的凹陷性病变而转诊至本院。既往史和用药史均无特殊。

白光观察

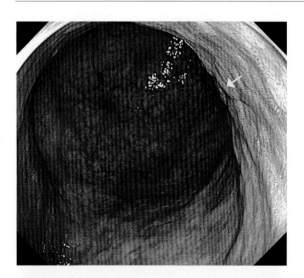

图 1

直视观察

胃体下部后壁黄色箭头所指部分可见发红的凹陷性病变。从切线方向观察，可见胃壁的弧度变形，考虑病变具有一定硬度。

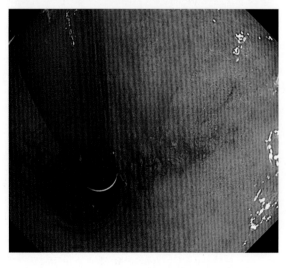

图 2

反转观察

病变显著发红，凹陷内可见凹凸不平。肛侧边界略不清晰。

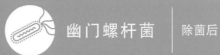
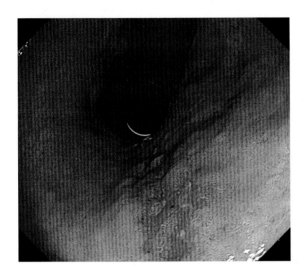

图 3

反转观察

　　病变前壁和后壁侧隆起，表面污秽。病变内部可见黑点。

　　根据白光观察，怀疑为黏膜下深层浸润的分化型癌。

IEE 观察

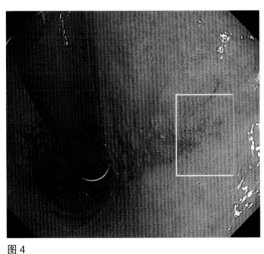

图 4

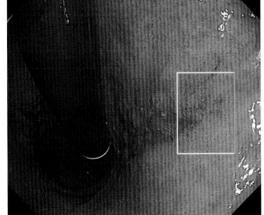

图 5

NBI 放大图像

　　此为病变肛侧边界不清的浅红色区域的放大图像。**图 5** 为**图 4** 中的方框区域。白光和放大观察时观察角度不同，两图中绿线所示部位互相对应。浅凹陷部分的结构与周边大致相同，可见伴有亮蓝嵴的（LBC）的绒毛状结构。部分区域内可见考虑为白色球状物（white globe appearance，WGA）的散在白点。

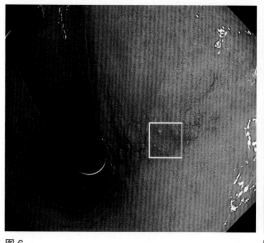

图 6

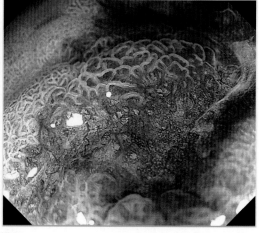

图 7

NBI 放大图像（图6，图7）

在病变中心发红、凹陷处的放大图像中，可见密度较高的网格状血管和考虑为 WGA 的多发白点，判断为中高分化型管状腺癌。

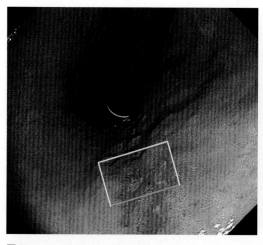

图 8

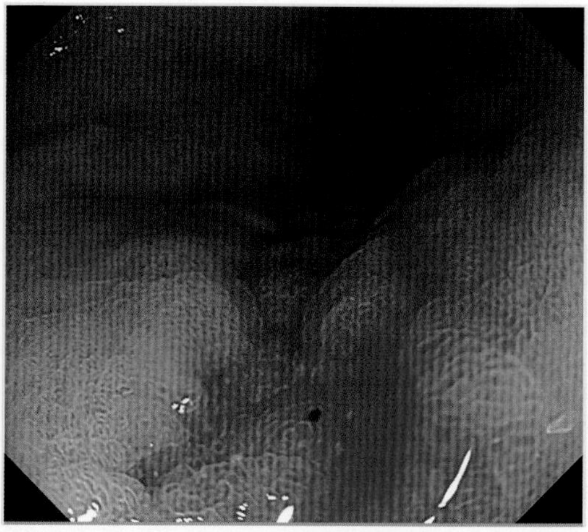

图 9

NBI 放大图像

图8、图9 为最明显的黑点的放大图像。由于 NBI 下黑点显示不清，在白光下抵近观察。在图像的下部偏左侧（病变的肛侧、前壁侧）可见周边黏膜（无明显发红的较规整的绒毛状结构）向凹陷内延伸，其上缘可见明显的黑点。

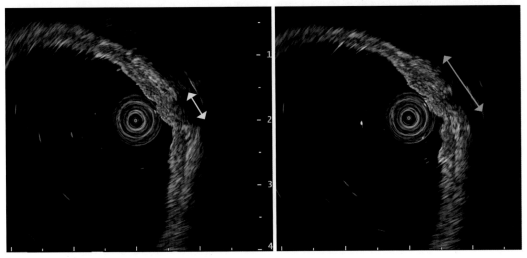

图 10

超声内镜下，黄色箭头所示处第 3 层中断，断端两侧呈对称性的前端变细。如绿色箭头所示，第 3 层可见宽度大于 5mm 的层次不清的区域（**图 10**）。不能完全排除合并溃疡瘢痕的黏膜内癌的可能。

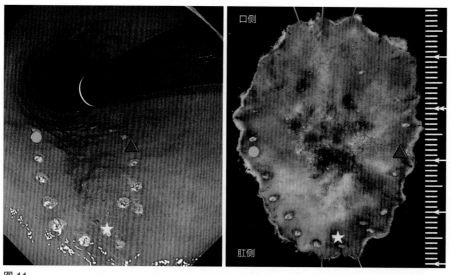

图 11

根据白光下病变明显发红、凹陷内凹凸不平、边缘有缓坡隆起，怀疑为黏膜下层深层浸润癌。放大观察可见网格状血管和 WGA，提示为分化型癌。病变未超过 3cm，结合患者意愿，决定行诊断性 ESD。**图 11** 为标记后内镜图像与固定后切除标本的对照。每个标记分别对应。

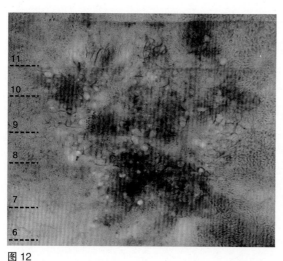

图 12   图 13

总共改刀切割了 15 条组织条。染色前的大体图像中，病变中心部可见多发的考虑为 WGA 的白点。#7 ～ #9 切片中也可见散在黑点（**图 12**）。

图 13 为复原图。病理诊断：M，Less Post，Type 0–Ⅱc，28mm×17mm，tub1＞＞tub2，pT1b2［深度 SM2（988μm）］，pUL1，Ly0（D2-40），V1c（广泛的血管浸润，译者注），pHM0，pVMX。见到癌变的切片中均可见黏膜下层浸润。#3 切片的绿线处，仅

在黏膜下层见到癌性腺管。

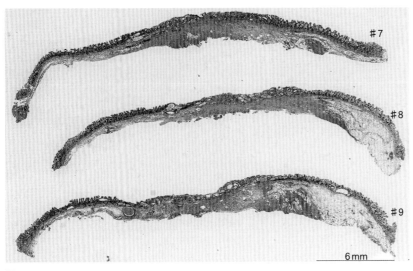

6 mm

图 14

图14 为病变中央 #7 ~ #9 切片的组织像。病变正下方的黏膜下层可见严重的纤维化。

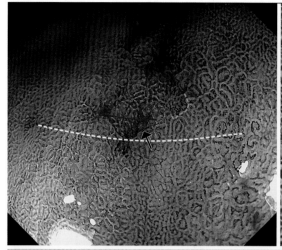
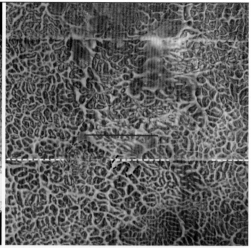

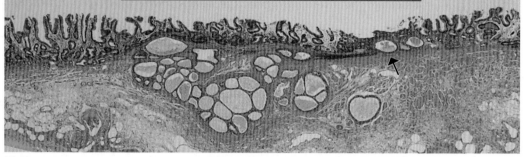

图 15

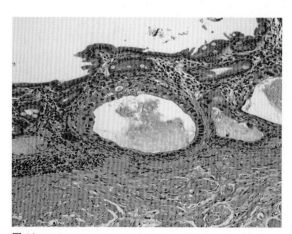

图 16

病变肛侧的发红凹陷部位（图 15，图 16）

此为白光下所见的发红、凹陷的病变肛侧边缘处的组织学图像。红色、绿色、黑色虚线标记处在内镜图像与大体图像上相互对应，白色虚线为 #4 切片的切割线。内镜图像、大体图像、组织学图像中以红线标记癌的区域内，部分黏膜表面被非肿瘤性上皮所覆盖，该区域内从黏膜肌层至黏膜下层可见扩张的癌性腺管。癌未在表层显露。在内镜图像中黑色箭头所示的 WGA 对应于组织学图像上黑色箭头指示的扩张的癌性腺管。该部位上皮无明显凹凸不平，WGA 较易识别。如**图 16** 所示，扩张的腺管内可见腺管内坏死碎屑（intraductal necrotic debris，IND）。

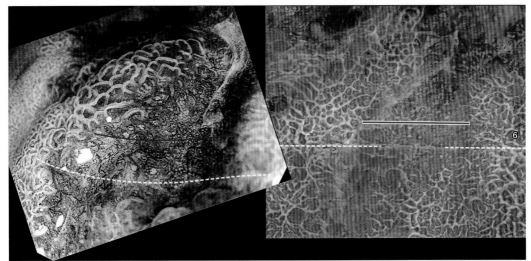

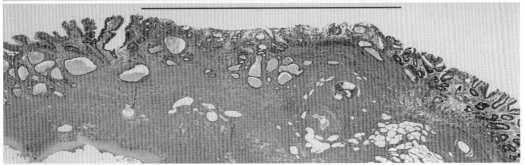

图 17

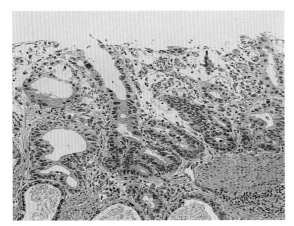

图 18

病变中央网格状血管的区域

图 17 为病变中心处可见高密度网格状血管区域的对比。内镜图像和大体图像中黄色虚线包围的结构相互对应，白色虚线相当于 #6 切片的切割线。内镜图像、大体图像和组织学图像中的红线标记处相互对应，为黏膜内可见癌的区域。判断为高～中分化型腺癌，黏膜下层存在严重纤维化和深部浸润。

在黏膜内癌的区域内，可见开口于表层的笔直的腺管和在黏膜深层的具有分支、融合的腺管（**图 18**）。与黏膜深层的肿瘤性腺管的密度相比，开口于表层的腺管较少。另外，黏膜浅层内明显可见的毛细血管，可能是导致网格状血管清晰可辨的重要原因。

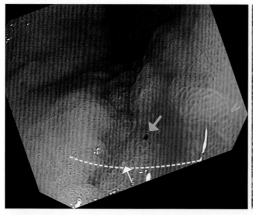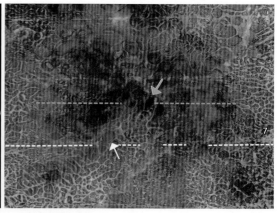

图 19

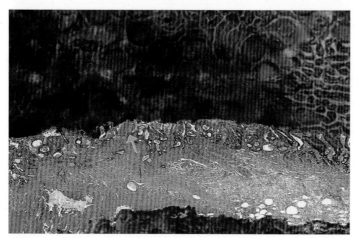

图 20

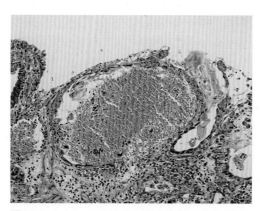

图 21

病变中心处的黑点

图 19 为病变中心处的黑点。内镜图像和大体像中的白色箭头所示处为明显可见的 WGA。白色虚线相当于 #7 切片的切割线。从表面结构来看，大体像中绿色箭头所示的结构对应于内镜图像中绿色箭头所指的黑点。由于表面结构细小，且伴有糜烂，不容易确定实际的标本制作部位。如图 20 所示，采用 KOTO 法（爱知县がんセンター遗传子病理诊断部・藤田泰子先生提供），估计标本制作部位为绿色虚线处。

也就是说，图 20 的绿色箭头指示的扩张的腺管为内镜下所见的黑点。该部位的放大图像如图 21 所示，为内部伴有出血的扩张的癌性腺管。

病理诊断

M，Less Post，Type 0–Ⅱc，28mm×17mm，tub1＞＞tub2，pT1b2［深度 SM2（988μm）］，pUL1，Ly0（D2–40），V1c，pHM0，pVMX。

<table>
<tr><td>病例
要点</td><td>此例为在可见多发 WGA 的病变内见到黑点的病例。通过与组织学图像对比发现，所观察到的黑点为伴有出血的扩张的癌性腺管。据报道，除菌后胃黏膜中的黑点（black spot）是囊泡状扩张的胃底腺腺管内嗜酸性物质潴留、造成褐色的细小颗粒状物质沉积所致。本例中的黑点镜下表现与其类似，但在组织学上的成因不同。</td></tr>
</table>

名和田義高（仙台厚生病院　消化器内科）

白光观察·IEE 观察

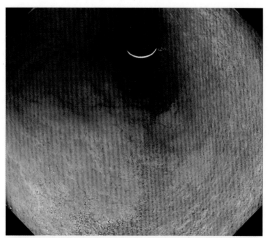

图1

白光内镜图像（远景）

　　背景黏膜可见呈花斑样的地图状发红，诊断为萎缩黏膜。胃体上部小弯可见 30mm 大小、轻微褪色调的隆起区域，以及发红的平坦区域。考虑为 *H.pylori* 除菌后改变（血清 *H.pylori* 抗体：5U/mL）。

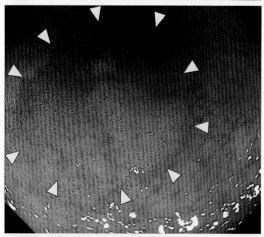

图2

白光内镜图像（近景）

　　背景的萎缩界线和地图状发红之间（中间带）可见发白的轻微隆起的区域。图片左侧近端处可见黏膜结构轻微不同的色调发红的区域（黄色箭头）。

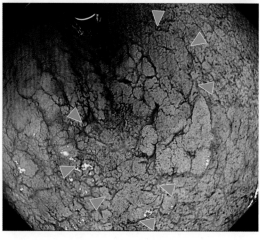

图3

喷洒靛胭脂图像

　　喷洒靛胭脂后可见褪色调的隆起部分。其周边可见色调发红的平坦区域（绿色箭头）。

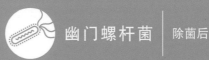
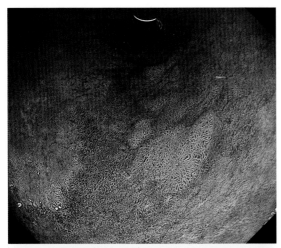

图4

白光内镜图像（NBI远景）

　　萎缩界线的小弯侧可见棕褐色区域，喷洒靛胭脂后原来色调发红的区域变得不明显，而白光下发白的隆起部分较明显。

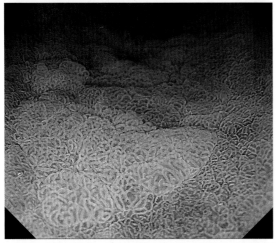

图5

放大内镜图像（NBI弱放大）

　　这是水下观察所见的发白隆起区域的弱放大图像。背景黏膜中可见亮蓝嵴（light blue crest，LBC）。可见田垄样走行的白区（white zone，WZ），诊断为肠上皮化生黏膜。病变区的窝间部扩大，与背景黏膜相比白区宽度增加。边缘散见清晰的呈棕褐色的平坦区域。

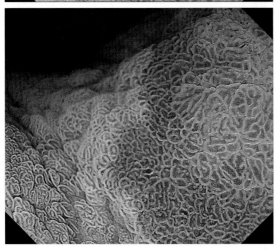

图6

放大内镜图像（NBI弱放大）

　　这是病变口侧近前壁处的图像。左半部分可见田垄样走行的白区，诊断为肠上皮化生黏膜。中央可见与**图5**相同的深棕褐色区域。窝间部扩大，可见大小不一的腺管结构，该区域也考虑为癌。另外，右侧的白色隆起处可见窝间部扩大和白区增宽，诊断为癌。

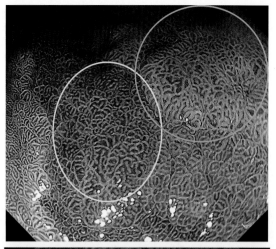

图 7

放大内镜图像（NBI 弱放大）

　　黄色椭圆内为色调发红的平坦区域。与左侧存在肠上皮化生的背景黏膜相比，窝间部扩大。下方隐约可见地图状发红的部位存在 LBC，考虑为肿瘤边界。绿色椭圆内的发白的隆起处，可见大小不等的腺管结构和白区增宽。

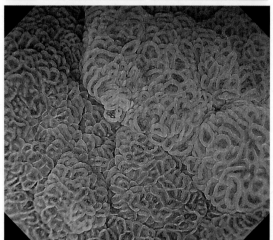

图 8

放大内镜图像（NBI 中等放大）

　　左上方可见色调发红的平坦区域。与近侧可见 LBC 的区域相比略微隆起。该处与地图状发红区域有所不同，窝间部扩大，白区增宽，考虑为癌。右侧区域白区宽度增加，可见大小不等的腺管结构。与发红区域相比，结构稍密集，这可能是引起色调变化的原因。

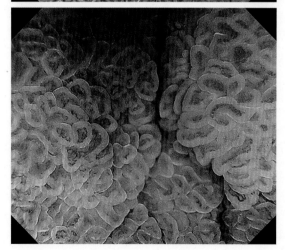

图 9

放大内镜图像（NBI 强放大）

　　这是左侧和右侧存在色调变化的边界处的强放大图像。左侧可见扩张、迂曲的血管结构，右侧没有看到类似结构。推测这是由于左侧的窝间部略微增宽，血管恣意走行于表层所致。

标记·切除标本

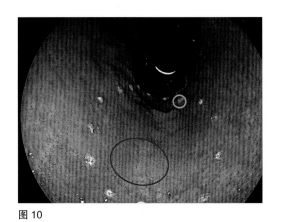

图 10

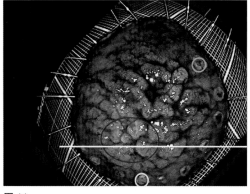

图 11

标记图像和喷洒靛胭脂的新鲜切除标本

将 ESD 术前环周标记图片（**图 10**）与 ESD 术后固定标本（**图 11**）进行重合比对，确定需要讨论的病变部位。此例特别关注色调变化明显的红色圆圈部分，为了保证能准确地观察该部分，向病理科提出了所期望的改刀方式（白线）。

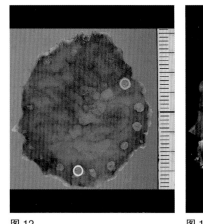

图 12

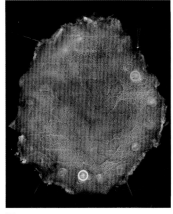

图 13

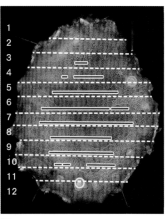

图 14

福尔马林固定标本（图 12）、结晶紫染色标本（图 13）及改刀图像（图 14）

福尔马林固定标本中的标记、结晶紫染色的固定标本，以及实际的切割线与肿瘤部位的示意图。**图 14** 的白色虚线为实际的切割线，红色实线为发现癌的区域。红色实线的位置是实际的 HE 标本制作线（推测），#3 ~ #10 切片为可见癌的区域。

关注区域的确定

在固定标本上确定关注区域的大致范围。本例中，我们讨论了发红部分与发白部分以及萎缩边界之间的组织学图像有何区别，研究一下 #9 切片就知道了。

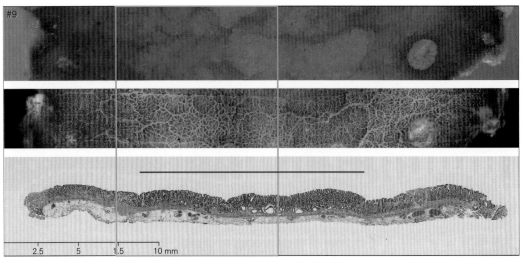

图 15　相当于图 14 中 #9 组织条的图像

采用 KOTO Ⅱ 法进行对比 （图 15）

为了用 KOTO Ⅱ 法对比，将福尔马林固定标本与结晶紫染色的同一组织条并列，单独制作包含关注区域的切片。此次将所关注的 #9 组织条的实际制作的 HE 标本并列展示，对该部位进行细致的比较分析。下方图片红线处为癌区域。

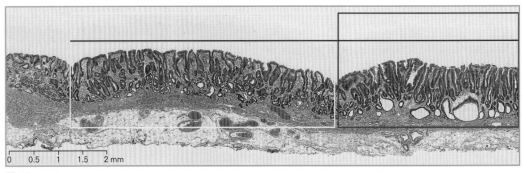

图 16

图 15 绿框的放大图像 （图 16）

在由不规则腺管结构形成的腺癌中，少部分区域可见乳头状结构。肿瘤性腺管置换原有腺管。左侧发红色调部位（黄框）的腺管与右侧发白色调部位（蓝框）相比，腺管较为稀疏，腺管高度也较低，血管走行于表层的范围较广，这可能是造成色调差异的原因。

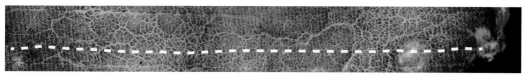

图 17

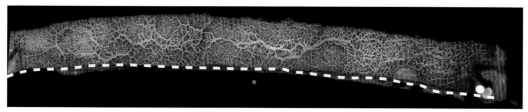

图 18

采用 KOTO Ⅱ法将福尔马林固定标本与 HE 标本的制作位置进行对应

采用 KOTO Ⅱ法对比，对结晶紫染色的福尔马林固定标本（**图 17**）与制作 HE 标本后（薄切后）的组织条再次行结晶紫染色后所拍摄的照片（**图 18**）进行比较，确定实际的 HE 标本制作线（**图 17**，**图 18** 中的白色虚线）。对已经制作 HE 标本（薄切，译者注）的该蜡块采用 KOTO Ⅱ方法进行对比。

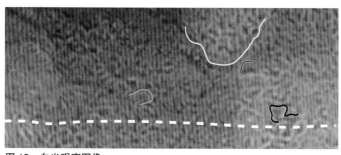

图 19　白光观察图像

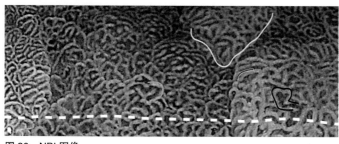

图 20　NBI 图像

采用 KOTO Ⅱ法进行内镜图像对比

利用标记点或内镜图像上的特征性结构确定固定标本上关注区域的大致范围和与之对应的内镜图像上的相应部位（**图 19**，**图 20**）。从正面拍摄的内镜图像便于讨论，因此平时应尽量注意拍摄留图。为采用 KOTO Ⅱ法进行对比，还需要确认与之对应的结晶紫染色的组织条（**图 21**）。

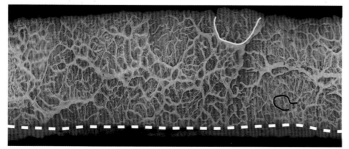

图 21　结晶紫染色图像

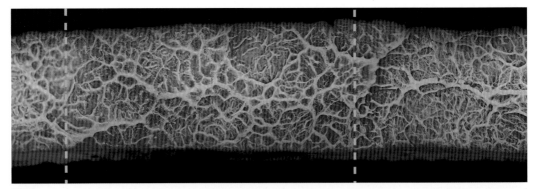

图 22

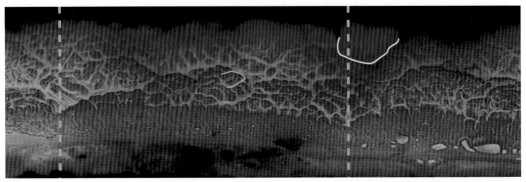

图 23

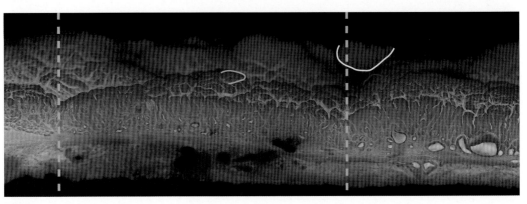

图 24

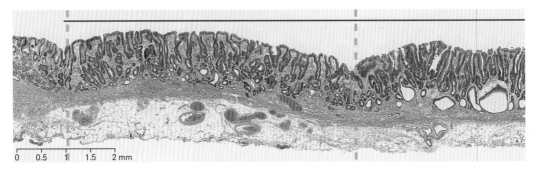

0 0.5 1 1.5 2 mm

图 25

采用 KOTO Ⅱ法进行对比

这是对切片后的组织条再次行结晶紫染色，从正面（即上方）拍摄的图片（**图22**）。将组织条倾斜30°，斜向进行拍摄的图片（**图23**）。将组织条进一步倾斜45°拍摄的图片（**图24**）。切割后制作的 HE 标本（**图25**）。通过将内镜图像和组织条正面图像（**图22**）以及图22~图25进行对比，可在腺管水平以单个腺管为单位将内镜图像与 HE 标本进行对比研究。

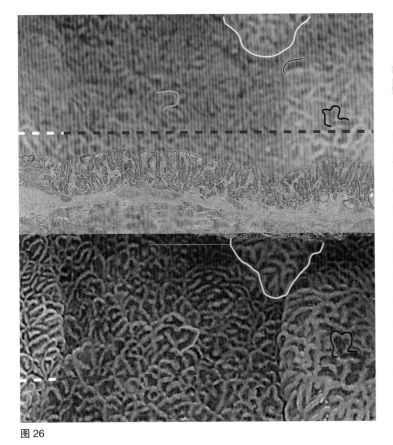

图 26

内镜图像与 HE 标本的对比（图26）

完成上述步骤后，即可在腺管水平上对内镜图像和 HE 图像进行对比。虚线是实际制作 HE 标本的位置，红色虚线为癌的范围。有疑问的发红区域与右侧呈现白色调的区域相比，窝间部增宽，腺管高度稍低。左侧的白色调区域为非肿瘤。这是在萎缩边界发生的癌。

病理诊断

高分化型管状腺癌。

U，Less，Type 0–Ⅱa，24mm×23mm，tub1＞＞pap，pT1a（M），pUL0，Ly0，V0，pHM0，pVM0。

病例要点	此例为发生于萎缩边界、存在色调变化的肿瘤。该病变的边界诊断很重要。通过放大观察，仔细追踪与背景黏膜的白区宽度不同、大小不等的区域，寻找边界线（demarcation line）非常重要。

石田紹敬（京都府立医科大学 消化器内科）

白光观察 · IEE 观察

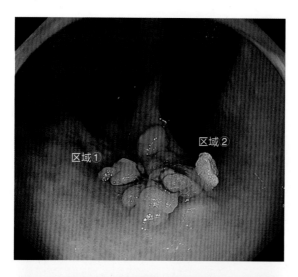

图 1

白光内镜图像

　　背景黏膜为萎缩性胃炎（O-2）。贲门部小弯偏前壁可见 20mm 大小、由隆起性结节聚集而形成的肿瘤。

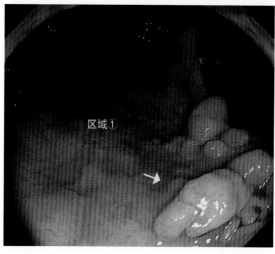

图 2

白光内镜图像

　　这是前壁侧的白光内镜和色素内镜图像。可见更小的隆起聚集分布。喷洒色素后边界不清。

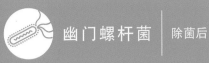
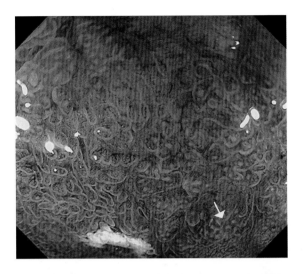

图 3

区域①的 NBI 弱放大图像

　　虽 然 没 有 看 到 明 确 的 边 界（demarcation line），黄色箭头处的隐窝边 缘 上 皮（marginal crypt epithelium, MCE）密集分布，小凹上皮密度增加，怀疑为肿瘤。

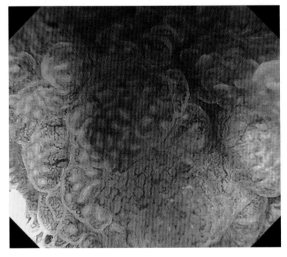

图 4

黄色箭头处的 NBI 强放大图像（最大倍数）

　　最大倍数观察下，表面结构反而变得模糊。微血管结构呈网格状（network），与背景黏膜有明显差异，但还算不上异型血管。

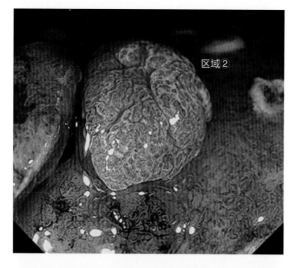

图 5

区域②的 NBI 弱放大图像

隆起部位可见均匀沉积的白色不透明物质（white opaque substance, WOS），考虑表面结构较均匀。隆起底部可见Ⅱa样的扁平隆起。

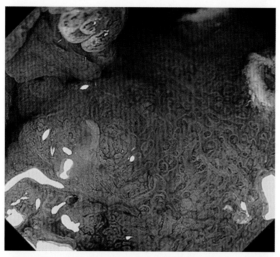

图 6

区域②隆起部位的 NBI 弱放大图像

推开隆起后观察底部，可见与之相连续的Ⅱa样隆起。表面结构观察不清。内部可见走行不规则的血管。

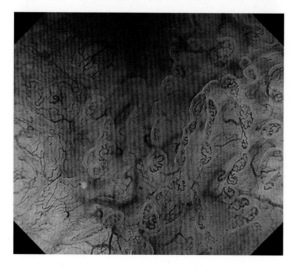

图 7

NBI 强放大图像（最大倍数）

背景为萎缩黏膜，深处可见集合细静脉。病变处的血管结构部分粗细不均，可见细小的 loop 状的拉伸的血管，但仍保留血管的基本结构。

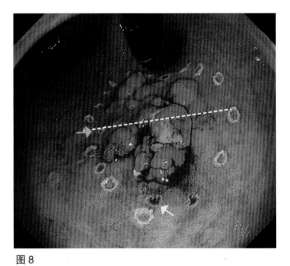

图8

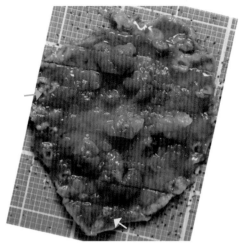

图9

图8的绿色箭头、黄色箭头处为双标位置，行 ESD 整块切除（**图9**）。

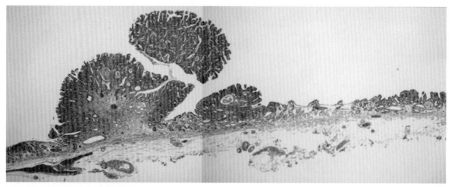

图 10

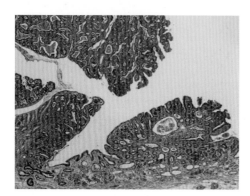

图 11

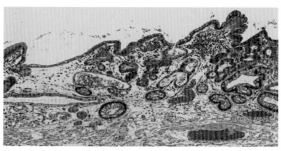

图 12

病变中央的组织学图像（图 10～图 12）

　　隆起部分可见胞浆呈嗜酸性的肿瘤细胞密集分布，平坦区域混杂着一部分非癌上皮，上皮下可见肿瘤细胞。

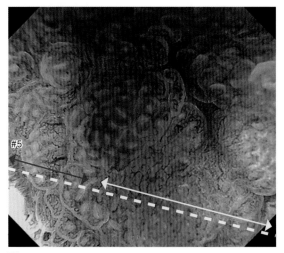

图 13

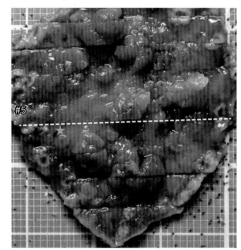

图 14

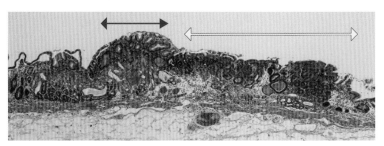

图 15

区域①的对比（图 13～图 15）

　　隆起的一部分（红色箭头处）为非癌上皮，黄色箭头处可见肿瘤。与背景黏膜相比，肿瘤部表层的上皮较低，考虑这是导致 MCE 难以辨认的原因。

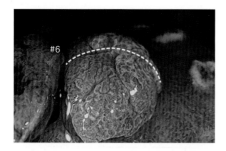

图 16

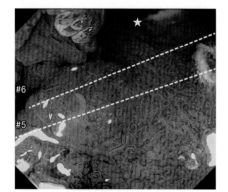

图 17

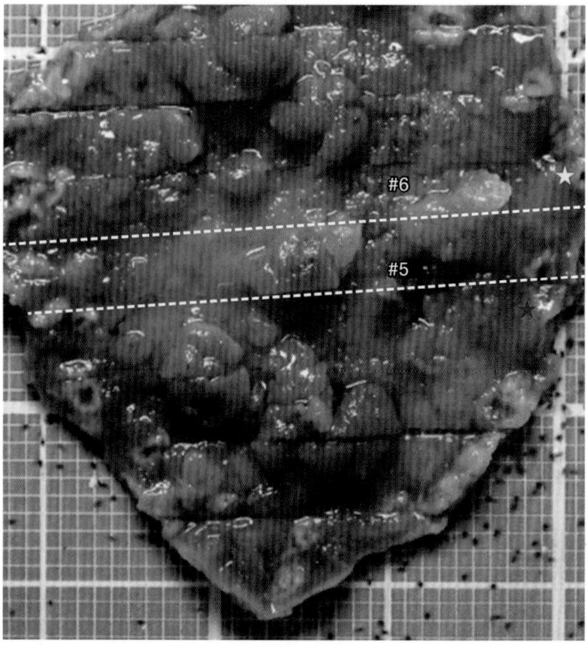

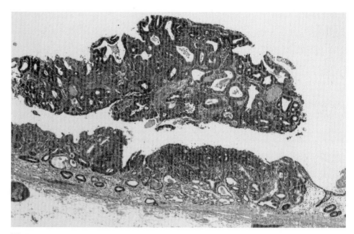

图 19

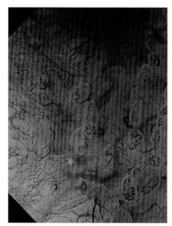

图 18

图 20

区域②的对比（图16～图20）

隆起处可见具有腺腔形成的扩张的肿瘤腺管。下方为密集生长的小型腺管，表面平坦。放大内镜下隆起处可见 MCE 结构，但是隆起下方未见表面结构。

病理诊断

Type 0-Ⅰ+Ⅱa+Ⅱb（或无法分类型）tub1>tub2，T1a（M），UL0，29mm×27mm，M，Post，Ly0，V0，pHM0，pVM0。

病例 要点	此例为具有特殊形态的分化型癌。各部位的放大内镜图像反映了相应的病理图像。

内多訓久（高知赤十字病院 消化器内科）

白光观察·IEE 观察

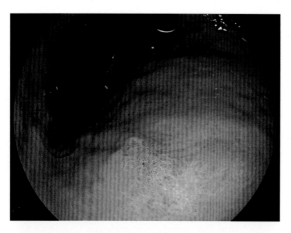

图 1

常规内镜图像（白光远景）

背景黏膜为除菌后改变，萎缩不明显。病变位于胃体中部大弯偏前壁，大小约 30mm，呈色调发红的隆起性病变，可见颗粒样改变。病变右侧可见少许受牵拉样的改变。病变边界不清（血清 *H.pylori* 抗体：3U/mL）。

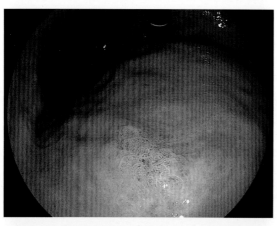

图 2

常规内镜图像（LCI 远景）

背景为斑片状发红的除菌后黏膜。与白光图片相比，可见病变内具有发红颗粒与发白颗粒相混杂的表现。虽然是远景图，也可看到窝间部增宽的改变。病变边界不清。

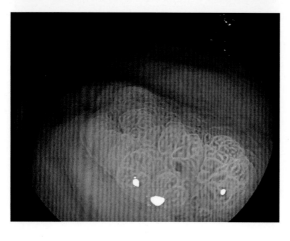

图 3

常规内镜图像（白光近景）

在病变近景图中，与远景图相比，病变范围看得更加清楚，可见呈集簇样分布的颗粒。即使在非放大下观察，也能看到病变内的窝间部较背景黏膜增宽，白区呈田垄样走行。怀疑肿瘤主要位于黏膜下，而非上皮性肿瘤。

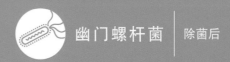
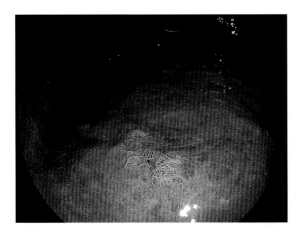

图 4

常规内镜图像（BLI 远景）

病变处可见深棕褐色和发白部分混杂存在。即使在 BLI 下观察，病变边界也显示不清。

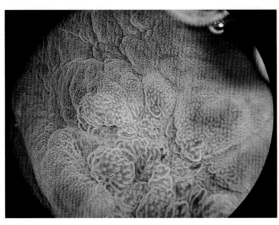

图 5

放大内镜图像（BLI 弱放大，病变口侧）

背景黏膜可见小凹状开口，诊断为胃底腺黏膜。背景黏膜与病变部之间未见分界线（DL）。病变内部窝间部增宽，白区呈田垄样走行，未见明显的微血管结构。白区宽度较均一，未见高度怀疑上皮性肿瘤的表现。

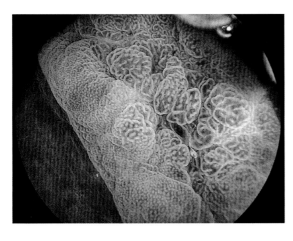

图 6

放大内镜图像（BLI 弱放大，病变肛侧）

肛侧同样未见 DL。颗粒状隆起簇集分布，但整体结构均一。可见窝间部增宽，白区呈田垄样走行，但未见血管结构。

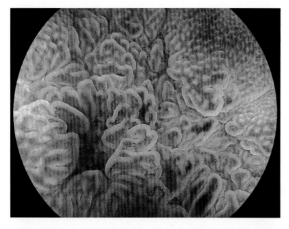

图 7

放大内镜图像（BLI 强放大，病变口侧）

虽然窝间部增宽，白区宽度增加，但白区宽度保持均一，缺乏结构不规整的表现。上皮内血管可以辨认，无扩张、迂曲，未见高度怀疑上皮内肿瘤的表现。

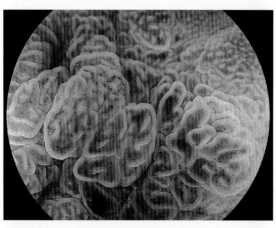

图 8

放大内镜图像（BLI 强放大，病变中央）

背景黏膜内的小凹状开口未见明显结构改变。在窝间部增宽的部分中也能看到血管密集分布的区域。病变整体均呈类似的改变。

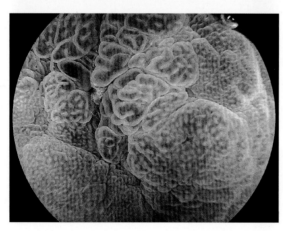

图 9

放大内镜图像（BLI 强放大，病变肛侧）

考虑为黏膜下挤压导致的变化，需与 MALT 淋巴瘤相鉴别。虽然没有树枝状血管、黑点等典型表现，也应与胃底腺型胃癌、胃底腺黏膜型胃癌进行鉴别。

标记·切除标本

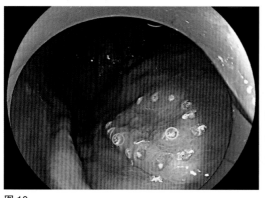

图 10

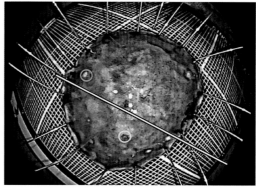

图 11

标记图像（图10）和靛胭脂染色的新鲜切除标本（图11）

ESD 术前环周标记，与 ESD 术后固定标本进行重合比对，确定要讨论的病变位置。此例特别关注窝间部明显增宽，怀疑为病变的位置，该处设置了双标（黄圈）。为了保证能准确地观察到关注区域，向病理科提出了所期望的改刀方式（白线）。

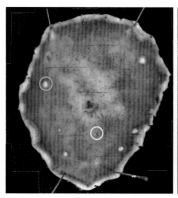

图 12

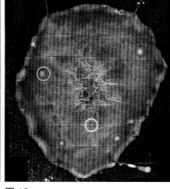

图 13

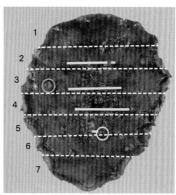

图 14

福尔马林固定标本、结晶紫染色标本和改刀图像

福尔马林固定标本上的标记（图12）、结晶紫染色固定标本（图13）、实际切割线（图14）以及肿瘤部位如图所示。图14 的白色虚线为实际切割线，黄色实线为存在肿瘤的区域。黄色实线的位置为实际的 HE 标本制作线（推测），#2 ~ #5 切片可见肿瘤。

关注区域的确定

在固定标本上确定关注区域的大致范围。本例中，我们需要讨论可见窝间部增宽的肿瘤区域，以及肿瘤的边界位于轻微隆起的背景黏膜上哪个位置，因此，分析 #3 和 #4 切片就可以了。

内镜图像、切除标本和组织学图像的对比

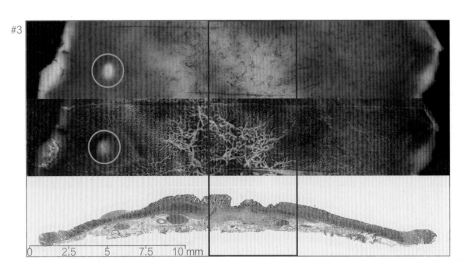

图 15

采用 KOTO Ⅱ法进行对比（图 15）

为了采用 KOTO Ⅱ法对比，将福尔马林固定标本与结晶紫染色的同一组织条并列，单独制作包含关注区域的切片。此次将所关注的 #9 组织条的实际制作的 HE 标本并列展示，对该部位进行细致的比较分析。下方图片黄线处为肿瘤区域。

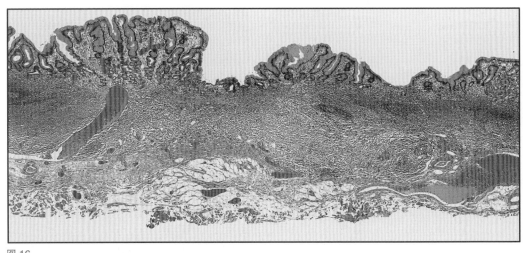

图 16

图 15 红框的放大图像（图 16）

黏膜层深部至黏膜下层可见密集的淋巴细胞浸润。原有的生发中心萎缩，边缘区（marginal zone）扩大，可见胞浆透明的小 ~ 中等大小的淋巴细胞呈单克隆增殖。

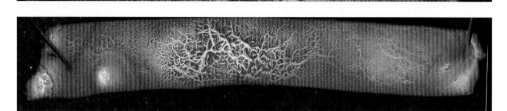

图17

图18

采用 KOTO Ⅱ法将福尔马林固定标本与 HE 标本的制作位置进行对应

为采用 KOTO Ⅱ法对比，对结晶紫染色的福尔马林固定标本（**图17**）与制作 HE 标本后（薄切后）的组织条再次进行结晶紫染色并拍摄的照片（**图18**）进行比较，确定实际的 HE 标本制作线（**图17**、**图18** 中的白色虚线）。对已经制作 HE 标本（薄切后）的该蜡块采用 KOTO Ⅱ法进行对比。

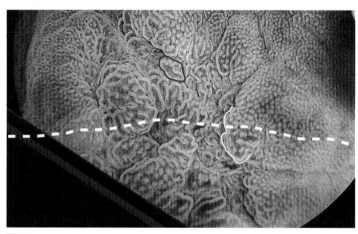

图19

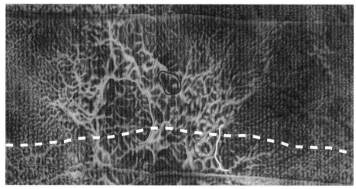

图20

与内镜图像对比确定 HE 标本制作线

借助标记或内镜图像上的特殊结构，在**图17**、**图18** 上确定福尔马林固定标本（**图20**）上的 HE 标本制作线。在相应的内镜图像（**图19**：白光）上确定 HE 标本制作线。该线为实际的 HE 标本制作线，采用 KOTO Ⅱ法可以单个腺管为单位将内镜图像与 HE 标本进行对比研究。

从正面拍摄的内镜图像更适于讨论，平时应尽量注意拍片留图。

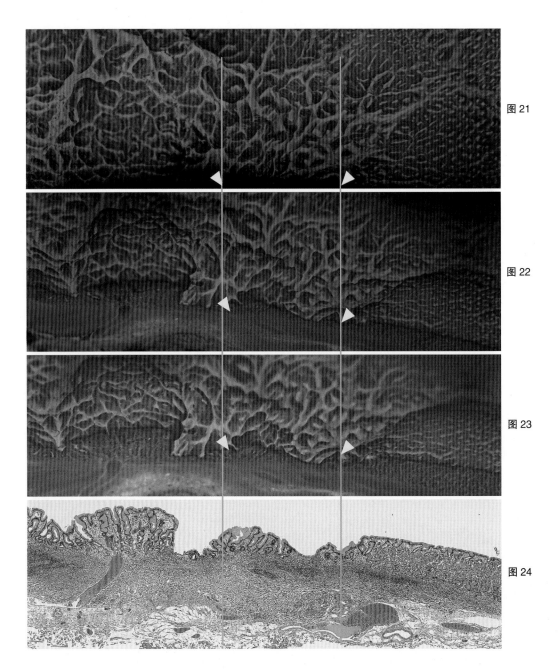

图 21

图 22

图 23

图 24

采用 KOTO Ⅱ法进行对比

　　这是对改刀后的组织条再次进行结晶紫染色、从正面（即上方）拍摄的图片（**图 21**）。将组织条倾斜 30° 斜向拍摄的图片（**图 22**）。将组织条进一步倾斜 45° 拍摄的图片（**图 23**）。切割后制作的 HE 标本（**图 24**）。通过比较内镜图像和组织条正面像（**图 21**），以及**图 21～图 24**，就可以确定实际制作 HE 切片的切割位置，将内镜图像与 HE 标本以单个腺管为单位进行对比研究。

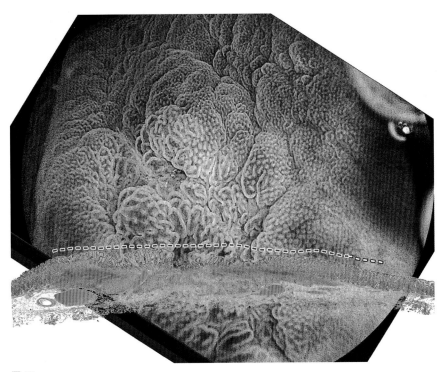

图25

内镜图像与 HE 标本的对比（图25）

通过上述步骤后，就能在腺管水平对内镜图像和 HE 图像进行对比了。虚线是制作 HE 标本的实际切线。此病变为 MALT 淋巴瘤，表层主要由融合的腺管结构组成。关于具有争议的病变边界，红色虚线部分为肿瘤，病变已经扩展到了内镜下认为是正常黏膜的部位。

病理诊断

黏膜相关淋巴组织结外边缘区淋巴瘤（MALT 淋巴瘤）。14mm×9mm，pHM0，pVM0。

病例 要点	该例内镜下缺乏怀疑上皮性肿瘤的表现，考虑是病变主体位于黏膜下层的病变。肿瘤位于黏膜下层时，其范围可能会变得不清晰，在病变范围的判断和治疗中确定切除范围时均需要格外注意。

石田紹敬（京都府立医科大学 消化器内科）

白光观察·IEE 观察

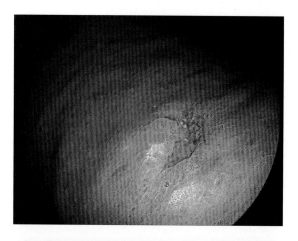

图 1

常规内镜图像（白光远景）

背景黏膜呈斑片状发红，为除菌后改变。病变位于胃体中部大弯偏后壁，为 15mm 大小、色调发红的病变。中央可见深凹陷，周边呈轻微的平缓隆起。凹陷面可见扩张血管，白苔附着，周围背景黏膜粗糙。凹陷边界清晰（血清 *H.pylori* 抗体：3U/mL）。

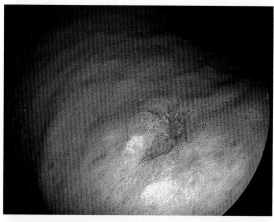

图 2

常规内镜图像（LCI 远景）

背景为除菌后的萎缩胃黏膜。LCI 观察下与白光相比，病变内部的血管更清楚，发红部分也更明显。凹陷面中未见在背景黏膜内所见的表面结构。

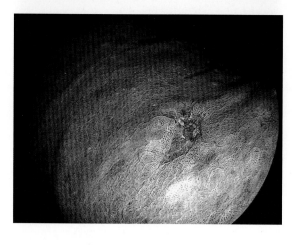

图 3

常规内镜图像（BLI 远景）

BLI 下病变呈棕褐色。可见在白光和 LCI 下无法观察到的小凹状开口样结构，还可见残留的黏膜结构。

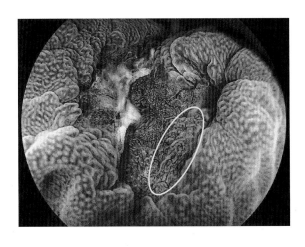

图 4

放大内镜图像（BLI 弱放大，凹陷口侧）

　　背景黏膜的结构呈小凹状至田垄样，考虑为 *H.pylori* 除菌后黏膜。凹陷口侧（黄色椭圆）可见白区变窄、扭曲，血管迂曲、扩张。左边肛侧未见明显的白区，可见走形密集、细小的血管。凹陷左侧覆着白苔。

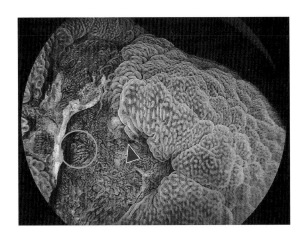

图 5

放大内镜图像（BLI 弱放大，凹陷中央）

　　在远景下所见的周围隆起处在放大下并不明显，未见黏膜结构不整。部分区域血管扩张，可见类似从黏膜下推挤的区域（绿色圆圈）。推测病变主体位于黏膜下层。还可见青色的粗大血管（红色箭头）。

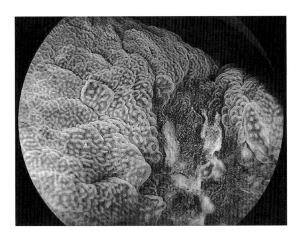

图 6

放大内镜图像（BLI 弱放大，凹陷肛侧）

　　由于肛侧可见白苔附着，表面结构难以识别，但可见密集的、走行迂曲的、扩张的血管，更内侧的凹陷中可见窄小的白区，考虑为微小的腺管结构。需要与分化型腺癌和 MALT 淋巴瘤相鉴别。

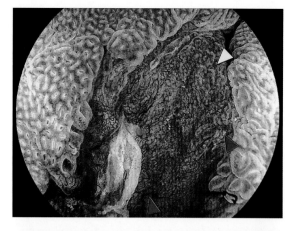

图7

放大内镜图像（BLI 中等放大）

如弱放大所见，边缘可见青色的粗大血管（红色箭头）。凹陷面边缘呈断崖样改变。尽管比弱放大图像更难辨认，但部分区域还能看到白区（黄色箭头）。腺管开口看起来扩张伸展，好像是由于从深处向上推挤黏膜表层造成的。

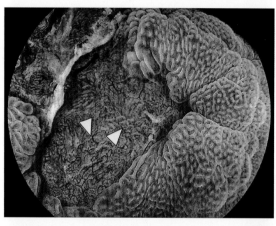

图8

放大内镜图像（BLI 中等放大）

整个凹陷面可见密集走行的血管，并且整体上联结成网格状，未见明显的粗细不均。乍一看表面结构似乎缺失了，但细看白区还有隐约残留（黄色箭头）。

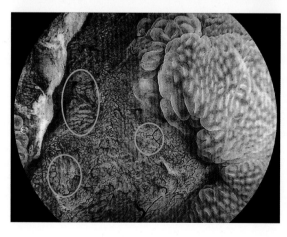

图9

放大内镜图像（BLI 强放大）

整个凹陷面可见细小的血管，未见未分化型胃癌中所见的血管前端变细、突然中断的表现，血管间总体上保持连续。部分区域血管走行稀疏，呈现黏膜下向上推挤的表现（绿色椭圆）。考虑组织学类型更倾向于分化程度较差的分化型腺癌，而不是未分化型腺癌。

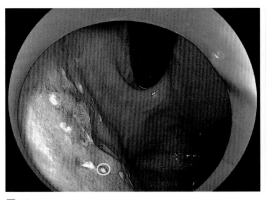
图 10

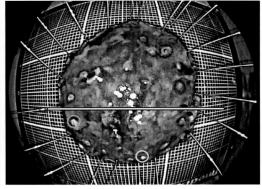
图 11

标记图像（图 10）和喷洒靛胭脂的新鲜切除标本（图 11）

ESD 术前行环周标记，与 ESD 术后固定标本进行重合比对，确定要讨论的病变位置。怀疑周边轻度隆起的部分也是病变，因此进行了扩大标记。本例特别关注凹陷处，为了保证能准确地观察该部分，向病理科提出了所期望的改刀方式（白线）。

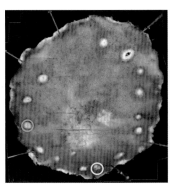
图 12

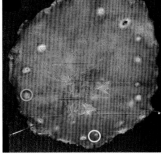
图 13

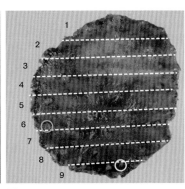
图 14

福尔马林固定标本、结晶紫染色标本和改刀图像

福尔马林固定标本上的标记（**图 12**）、结晶紫染色固定标本（**图 13**）、实际切割线（**图 14**）及肿瘤部位如图所示。**图 14** 的白色虚线为实际切割线，红色实线为肿瘤所见区域。红线的位置为实际的 HE 标本制作线（推测），#5 ~ #7 切片可见肿瘤。红色斜线为 SM 浸润的部分。

关注区域的确定

在固定的标本上确定关注区域的大致范围。本例中，我们讨论了凹陷部的肿瘤结构。在轻微隆起的背景黏膜中，肿瘤的边界扩展至何处，通过讨论 #6 和 #7 切片就能知道了。

内镜图像、切除标本和组织学图像的对比

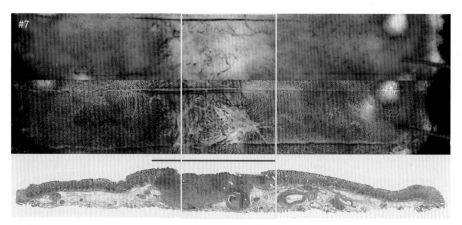

图 15

采用 KOTO Ⅱ法进行对比（图15）

为了采用 KOTO Ⅱ法对比，将福尔马林固定标本和结晶紫染色的同一组织条并列，单独制作包含关注区域的切片。此次将所关注的 #3 组织条实际制作的 HE 标本并列展示，对该部位进行细致的比较分析。下方图片红线处为癌的区域。

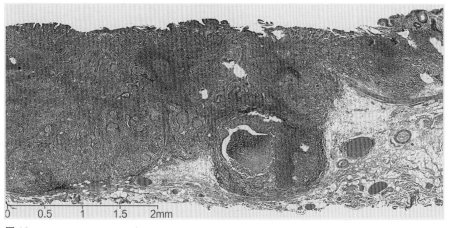

图 16

图 15 黄框的放大图（图16）

深部可见不明显的以条索状或小片状结构为主体的腺癌，还可见散在扩张的腺管结构。表层主要为模糊的腺管融合的结构。间质内可见明显的淋巴细胞浸润，还可见散在的淋巴滤泡形成。

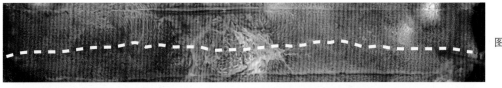

图17

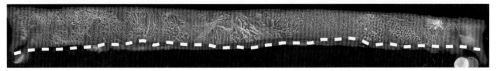

图18

采用 KOTO Ⅱ 法将福尔马林固定标本与 HE 标本的制作位置进行对应

为采用 KOTO Ⅱ 法对比，将结晶紫染色的福尔马林固定标本（**图17**）与制作 HE 标本后（薄切后）的组织条再次进行结晶紫染色并拍摄的照片（**图18**）进行比较，确定实际的 HE 标本制作线（**图17**、**图18** 中的白色虚线）。对已经制作 HE 标本（薄切后）的蜡块采用 KOTO Ⅱ 法进行对比。

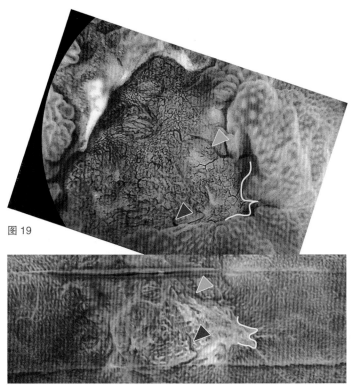

图19

图20

与内镜图像对比确定 HE 标本制作线

借助标记或内镜图像上的特殊结构，在福尔马林固定标本（**图20**）上确定 HE 标本的制作线，然后在相应的内镜图像（**图19**：白光）上确定 HE 标本制作线。该线为实际的 HE 标本制作线，采用 KOTO Ⅱ 法可以单个腺管为单位将内镜图像与 HE 标本进行对比研究。

从正面拍摄的内镜图像更适于讨论，平时应尽量注意拍片留图。

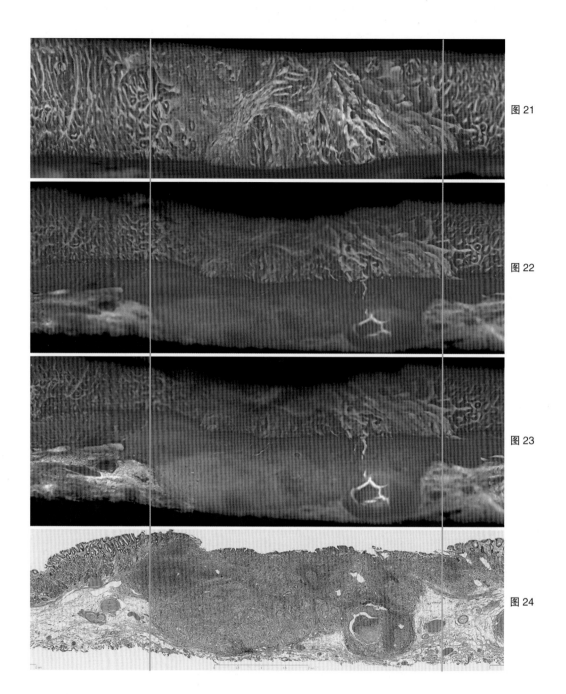

图 21

图 22

图 23

图 24

采用 KOTO Ⅱ法进行对比

这是对切片修整后的组织条再次进行结晶紫染色、从正面（即上方）拍摄的图片（图 21）。将组织条倾斜 30° 斜向拍摄的图片（图 22）。将组织条进一步倾斜 45° 拍摄的图片（图 23）。切割后制作的 HE 标本（图 24）。通过将内镜图像和组织条的正面像（图 21）以及图 21~图 24 进行对比，就可以确定实际制作的 HE 切片的切割位置，将内镜图像与 HE 标本以单个腺管为单位进行对比研究。

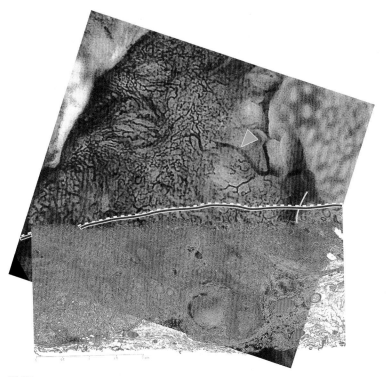

图 25

内镜图像与 HE 标本的对比（图 25）

完成以上步骤后，就可以在腺管水平对内镜图像和 HE 图像进行对比了。前面所讨论的凹陷部呈模糊的融合腺管结构，考虑为较窄的白区。深部腺癌密集呈团块状，间质中伴有淋巴细胞浸润，表现为表层血管尚保留的受到挤压的图像。

病理诊断

伴有淋巴样间质的癌（Carcinama with lymphoid stroma）。

MU，Type 0–Ⅱc，12mm×12mm，p T1b2（SM2，2200μm），pUL0，Ly0，V0，pHM0，pVM0。

病例 要点	术前诊断时乍一看无法识别表面结构，推测为未分化型腺癌。但仔细观察后发现血管结构尚保留，白区还残存。该例还具有从黏膜下推挤性的改变，提示深入细致的观察是非常重要的，该例也有可能是 EB 病毒相关性胃癌。

石田紹敬（京都府立医科大学 消化器内科）

白光观察·IEE 观察

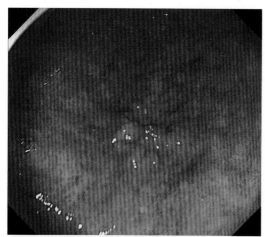

图 1

白光内镜图像（远景）

　　背景黏膜可见斑片状发红，诊断为萎缩黏膜。胃体下部大弯可见发黄色调、不规则的凹陷性病变。

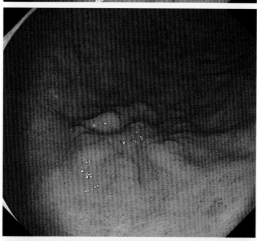

图 2

白光内镜图像（近景）

　　病变边缘伴有隆起，中央可见具有缓坡上抬的发红隆起。病变表现为边缘隆起、发黄、不规则的凹陷性病变，据此诊断为 0-Ⅱc+Ⅱa 型分化型管状腺癌。凹陷处增厚，中央有隆起，怀疑存在 SM 深部浸润。另外，该区域与周边相比存在色调差异，考虑可能是组织学类型为混合型的胃癌。

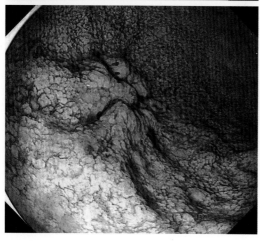

图 3

喷洒靛胭脂图像

　　病变可见靛胭脂染色着色不良的区域，但边界并不清晰。

　　充分送气后病变伸展，凹陷部位仍有一定增厚。

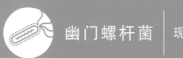
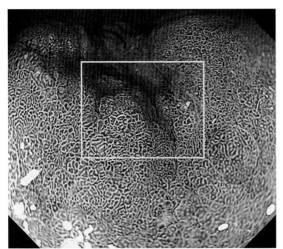

图 4

NBI 弱放大图像（病变口侧）

　　背景黏膜主要为相对规整的田垄样结构，白区宽度均匀，伴有亮蓝嵴（light blue crest，LBC），诊断为肠上皮化生。

　　与背景黏膜相比，病变的白区结构呈小型化，根据结构差异能够判断病变边界。

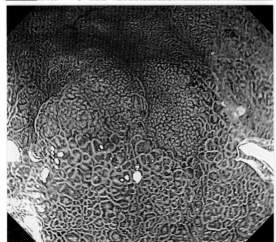

图 5

NBI 中等放大图像（图 4 黄框的放大图像）

　　病变表面结构不清楚，可见网格状（network）血管。诊断为高分化型管状腺癌。

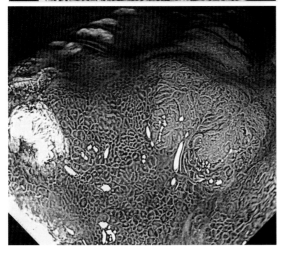

图 6

NBI 中等放大图像（病变前壁侧）

　　背景黏膜可见 LBC，判断为肠上皮化生。

　　与背景黏膜相比，病变呈形状不规则、不均匀的田垄样结构。另外，没有发现血管不规则的表现。诊断为高分化型管状腺癌。

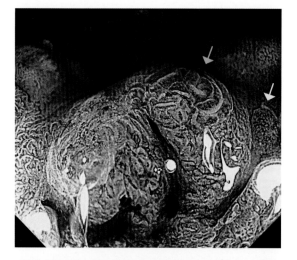

图 7

NBI 中等放大图像（中央隆起处）

中央隆起处呈形状不规则、不均匀的田垄样结构。未见不规则血管，该部位也诊断为高分化型管状腺癌。

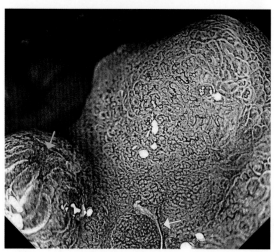

图 8

NBI 中等放大图像（隆起部后壁侧）

同色箭头与**图 7**中箭头的相互对应。发红隆起的后壁侧表面结构不清，可见网格状（network）血管。诊断为高分化型管状腺癌。

不同部位的表面结构和血管结构不同，从整体上看，该病变诊断为高分化型管状腺癌。

EUS

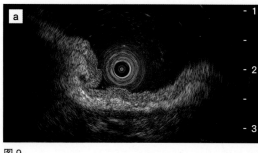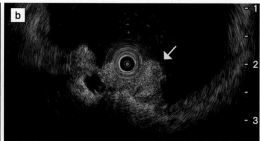

图 9

EUS（小探头：20MHz）

病变边缘处 3/5（5 层结构的第 3 层）完整，诊断为黏膜内癌。另外，中央隆起处（**图 9b** 的黄色箭头）3/5（5 层结构的第 3 层）似乎有向下凸出压迫的表现。虽然 EUS 怀疑黏膜下层浸润，但 3/5（5 层结构的第 3 层）仍然保留。与患者商议后，制订了行诊断性 ESD 的方案。

标记·切除标本·组织学图像

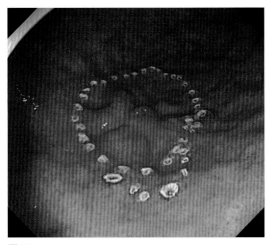

图10

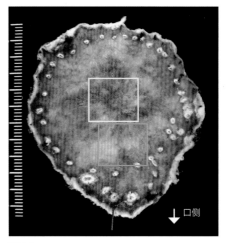

图11

标记图像（图10）和固定的切除标本（图11）

标记后行 ESD 整块切除。根据标记点将内镜图像与切除标本进行位置比对。

固定标本上可见边界大致还算清晰、不规则的凹陷性病变。

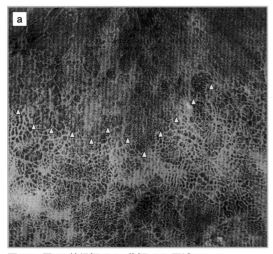

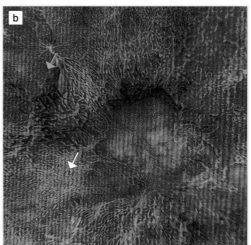

图12　图11的绿框（a）、黄框（b）区域

结晶紫染色标本（图12）

背景黏膜为相对规则的田垄样结构，病变口侧可见小型形状不均匀的小凹结构。根据结构差异判断为病变边界（黄色箭头）。

隆起部分可见结构不规则、形状不均匀的田垄样结构。另一方面，在隆起周围可见不规则的小凹（白色箭头）和田垄样结构（绿色箭头）混合存在。

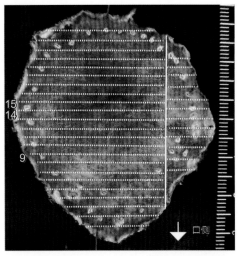

图 13

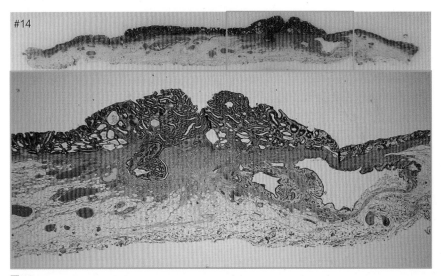

图 14

改刀的图片（图 13）和重点展示的切片

病理重点展示的部位：

· #9 切片：病变的口侧边缘。

· #14 切片：(**图 14**)：中央隆起，病变前壁侧边缘。

· #15 切片：中央隆起，隆起后壁侧。

　※ 为了便于内镜和病理对比，以上给出了病理重点展示的部位。

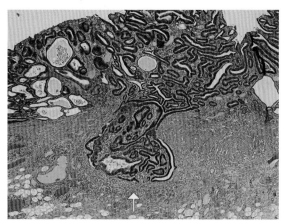

图 15

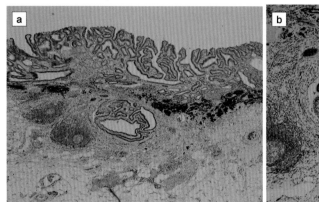

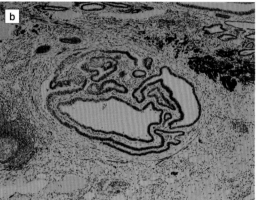

图 16

代表性切片的病理 （中央隆起处：切片 #14）

黏膜内可见不规则增殖的异型腺管，诊断为高分化型管状腺癌。隆起部位黏膜深处可见腺腔扩张的异位性胃腺，周边可见平滑肌纤维包绕。在异位性胃腺周围还能看到炎性细胞浸润和纤维组织增生。#14 有 1 处 （**图 15** 黄色箭头） 怀疑为癌浸润，深切后行 Desmin 染色 （**图 16**）。Desmin 染色后确认癌细胞巢周围存在平滑肌纤维包绕，且癌细胞巢边缘平滑，因此诊断为癌在异位性胃腺内生长 （浸润深度：pT1a （M））。隆起部分可见明显的纤维组织增生，未见黏膜肌层中断，诊断病变内无溃疡。

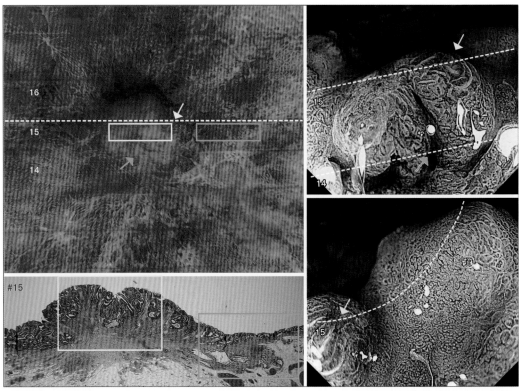

图 17

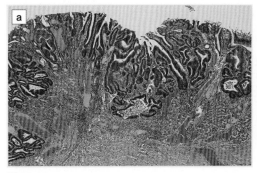
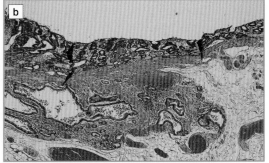

图 18

内镜图像与组织学图像的对比（图 17，图 18）

　　通过对隆起内的凹陷（绿色箭头）与凹陷后壁侧的隆起（黄色箭头）进行比对，在内镜图像上画出估计的切割线。隆起处不规则的田垄样结构对应于组织学上呈树枝状分支的腺管。相比之下，隆起后壁的网格状血管处对应于笔直排列的管状腺管。

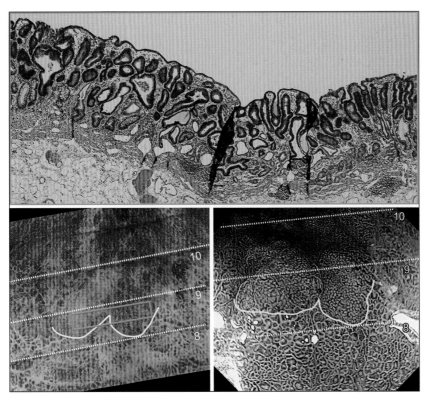

图 19

内镜图像与组织学图像的对比（口侧边缘，图 19）

根据表面结构的差异判断病变的边界线大致如黄线所示。将标本与内镜图片进行比对，在内镜图像上画出估计的切割线。

病变口侧边缘的网格状（network）血管在组织学上对应于笔直排列的管状腺管。

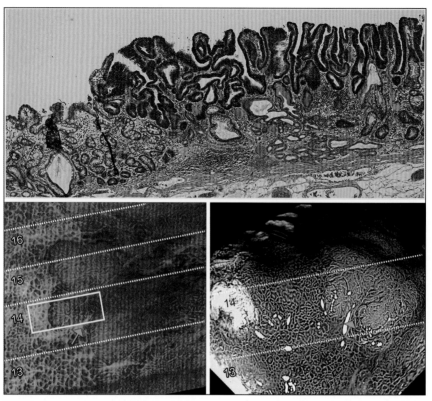

图 20

内镜图像与组织学图像的对比（前壁边缘，图 20）

　　对病变边缘处的形态进行比对，在内镜图像上画出估计的切割线。伴有 LBC 的病变背景黏膜为肠上皮化生，与内镜图像吻合。前壁边缘的田垄样结构在组织学上对应于不规则分支的管状腺管。

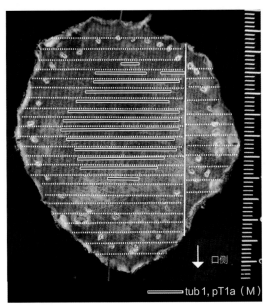

图 21　复原图

病理诊断

腺癌。Type 0–Ⅱc+Ⅱa，35mm×27mm，tub1，pT1a（M），pUL0，Ly0，V0，pHM0，pVM0。

病例要点	白光观察下考虑为混合型胃癌，NBI 放大观察则提示高分化型管状腺癌，与病理所见一致。另外，即使同样是高分化型管状腺癌，腺管分支、排列的差异也会在放大内镜下呈现不同的表现。在本例中，NBI 放大观察有助于组织学类型的诊断。考虑凹陷部的增厚可能为异位性胃腺所致。

岸埜高明（市立奈良病院 消化器内科）

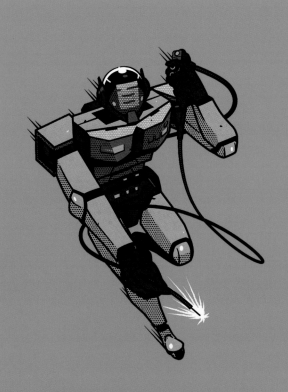

Ⅲ章

百例精选

NO.001

Q1 胃体上部大弯后壁的病变，请根据白光内镜／靛胭脂喷洒图像分析病变特征（背景黏膜、病变部位、色调、边界等）。

Q2 NBI放大观察可见边界线，请据此分析表面结构和微血管，做出最终诊断。

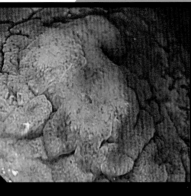 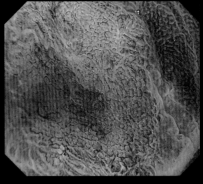

👆 **注意这里！**

注意病变内的血管。

NO.002

Q1 请根据白光内镜图像分析病变特点（背景黏膜、色调、形状、形态）。

Q2 请根据放大图像判断是否存在边界线？表面结构和血管结构是否异常？做出最终诊断。

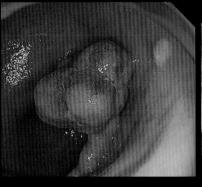 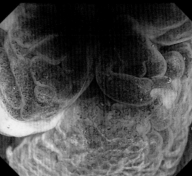

👆 **注意这里！**

注意具有特点的肉眼形态、色调不同的区域相混杂的表现。

NO.003

Q1 请根据白光内镜图像分析病变部位及特点（尤其是背景黏膜、色调、形状、边界、大小）。

Q2 放大观察下可见边界线，请据此分析表面结构和微血管有无异常，做出最终诊断。

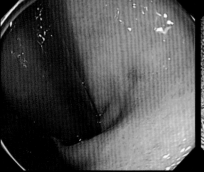 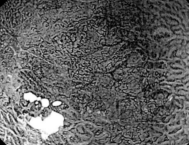

👆 **注意这里！**

可根据血管形态推测组织学类型。

答案 NO.001

难度 ★

典型的伴有细网格状（fine network）血管的分化型胃癌病例

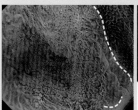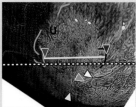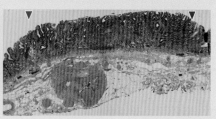

病理诊断 　M，Post，Type 0–Ⅱa，3mm×2mm，tub1，pT1a（M），pUL0，Ly0，V0

答案 NO.002

难度 ★★★

增生性息肉癌变 1 例

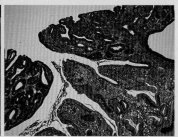

病理诊断 　Type 0–Ⅰ + Ⅱa，30mm×16 mm，tub1，pT1a（M），UL0，Ly0，V0，pHM0，pVM0

答案 NO.003

难度 ★★

根据血管分型判断为分化型胃癌的病例

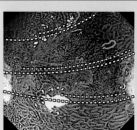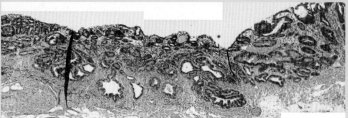

病理诊断 　胃腺癌，Type 0–Ⅱc，tub1，pT1a（M），UL0，Ly0，V0，7mm×4 mm，U，Less，pHM0，pVM0

NO.004

Q1 请根据白光内镜图像分析病变有无边界和病变特征（背景黏膜、色调、形状、形态）。

Q2 请根据放大内镜图像分析病变有无边界、表面结构和血管结构异常，做出最终诊断。

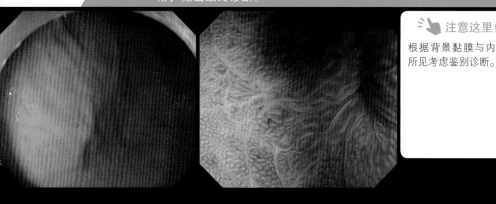

👉 **注意这里！**

根据背景黏膜与内镜所见考虑鉴别诊断。

NO.005

Q1 请根据白光内镜图像分析背景黏膜、有无 *H.pylori* 感染以及病变部位。

Q2 请根据放大内镜图像分析表面结构和血管结构。

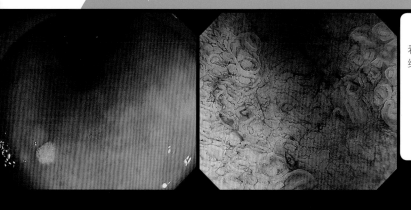

👉 **注意这里！**

看上去不规则的血管结构的分析。

NO.006

Q1 请根据白光内镜图像分析病变部位和特征（尤其是背景黏膜、色调、形状、边界等）。

Q2 请根据放大图像分析表面结构和血管结构有无异常，做出最终诊断。

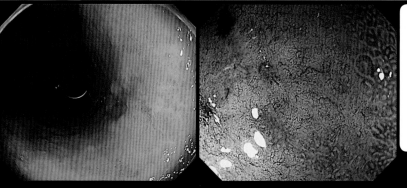

👉 **注意这里！**

应根据色调差及高度差识别病变。

答案
NO.004

难度
★★★★★

褪色调、平坦型的胃底腺型胃癌病例

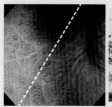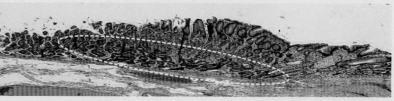

病理诊断 胃肿瘤，胃底腺型腺癌，Type 0-Ⅱb（7mm），pT1a（M），UL0，Ly0，V0，pHM0，pVM0

答案
NO.005

难度
★★★★

需要与分化型胃癌相鉴别的胃炎病例

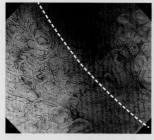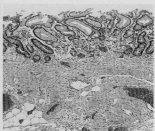

病理诊断 慢性胃炎

答案
NO.006

难度
★★

表现为非网格状（non-network）血管的未分化型胃癌

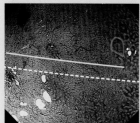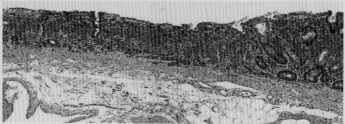

病理诊断 胃腺癌，Type 0-Ⅱc，por·sig，pT1a（M），UL0，Ly0，V0，20mm×18mm，M，Less，pHM0，pVM0

NO.007

Q1 请根据白光内镜分析病变部位及特征（背景黏膜、色调、边界）。*H.pylori* 抗体 < 3U/mL。无除菌史。

Q2 放大内镜下可见病变的边界线、请分析表面结构、血管结构，做出最终诊断。

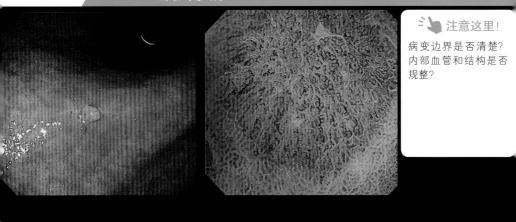

👆 **注意这里！**

病变边界是否清楚？内部血管和结构是否规整？

NO.008

Q1 请根据白光内镜分析背景黏膜、病变特征（部位、色调）。*H.pylori* 抗体（+）：66U/mL。无除菌史。

Q2 请根据放大内镜图像分析表面结构和血管结构，做出最终诊断。

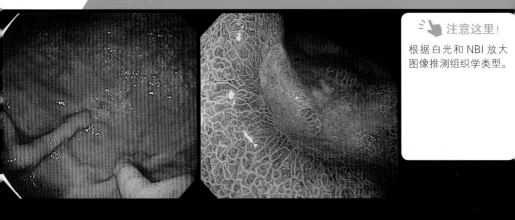

👆 **注意这里！**

根据白光和 NBI 放大图像推测组织学类型。

NO.009

Q1 可见数年前 ESD 术后的溃疡瘢痕。是否存在怀疑为癌的部位？请指出你认为需要靠近观察的部位。

Q2 可见数年前 ESD 术后的溃疡瘢痕。是否存在怀疑为癌的部位？请指出你认为需要进行放大观察的部位。

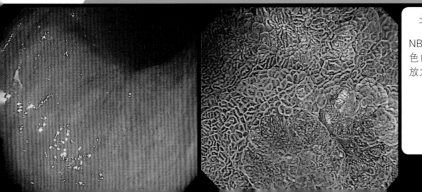

👆 **注意这里！**

NBI 非放大下呈棕褐色的区域，必须进行放大观察。

答案 NO.007

难度 ★

H.pylori 既往感染·怀疑已经自然除菌的胃癌病例

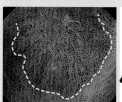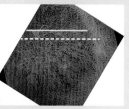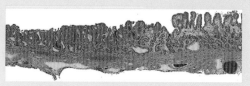

> 病理诊断　早期胃癌，M，Less，Type 0−Ⅱc，14mm×11mm，tub1＞tub2，pT1a（M），pUL1，Ly0，V0

答案 NO.008

难度 ★★

H.pylori 现症感染，发生于萎缩边界线的未分化型早期胃癌病例

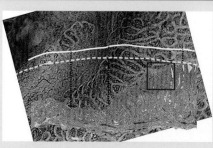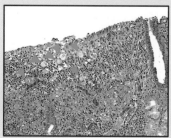

> 病理诊断　胃腺癌，ESD，M，Gre，Type 0−Ⅱc，30mm×20mm，por/sig，pT1a（M），pUL0，Ly0，V0

答案 NO.009

难度 ★★★★

白光诊断困难的病例（ESD 溃疡瘢痕旁）

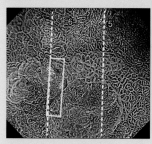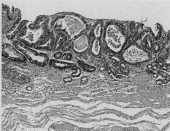

> 病理诊断　M，Gre，65×45mm，Type 0−Ⅱb，10mm×10mm，tub1＞2，pT1a（M），pUL0，Ly0，V0，pHM0，pVM0

NO.010

Q1 请根据白光内镜分析病变部位及特征（尤其是背景黏膜、色调、形状、边界等）。

Q2 请根据放大内镜分析有无表面结构、血管结构异常，做出最终诊断。

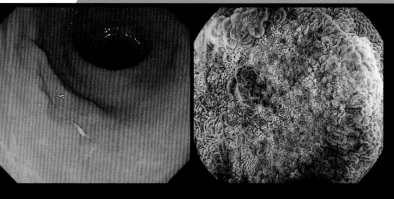

👆 **注意这里！**

部分区域可见白色沉着物和微乳头状结构。

NO.011

Q1 *H.pylori* 除菌后，请根据白光内镜分析病变的色调、形状和边界。

Q2 请根据 NBI 联合最高倍率放大的图片分析表面结构、血管结构及病变边界，并列出鉴别诊断。

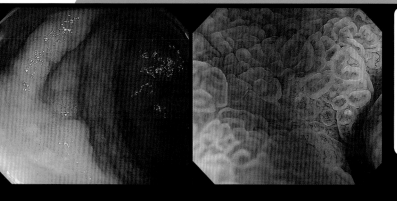

👆 **注意这里！**

窝间部的血管。

NO.012

Q1 请根据白光内镜分析胃的背景黏膜、有无 *H.pylori* 感染及病变部位（PPI 口服中）。

Q2 请根据放大内镜图像分析表面结构、血管结构，并做出边界线（demarcation line）的诊断。

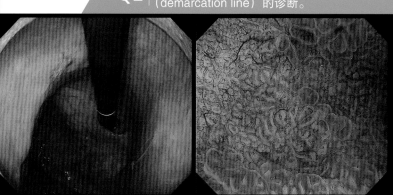

👆 **注意这里！**

应根据血管类型诊断病变范围。

答案

NO.010 　难度 ★★　　观察到微乳头状结构及白色沉着物的高分化型腺癌

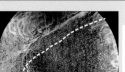 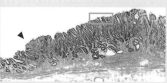 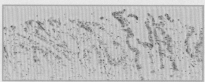

病理诊断 ▷ 高分化型管状腺癌，M，Ant，Type 0-Ⅱc，19mm×10mm，tub1，pT1a（M），pUL0，Ly0，V0，pHM0，pVM0

答案

NO.011 　难度 ★★★　　覆盖非肿瘤黏膜的 *H.pylori* 除菌后胃癌病例

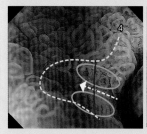 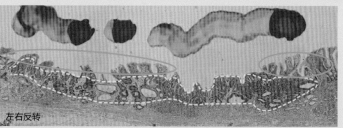

病理诊断 ▷ 早期胃癌，Type 0-Ⅱc，10mm×3mm，管状腺癌（tub1），pT1a（M），pUL0，Ly0，V0，pHM0，pVM0

答案

NO.012 　难度 ★★★★　　可根据微血管结构图像的差异诊断病变范围的病例

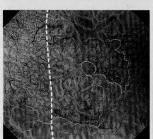 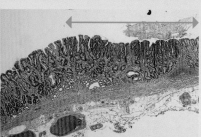

病理诊断 ▷ Type 0-Ⅱc，tub1，pT1a（M），UL0，16mm×11mm，Ly0，V0，pHM0，pVM0

NO.013

Q1 | H.pylori 除菌后，请根据 NBI 非放大图像分析病变（黄色箭头）的色调和形状。

Q2 | 最高倍率放大下，请分析背景黏膜和病变的表面结构、血管结构，并列出鉴别诊断。

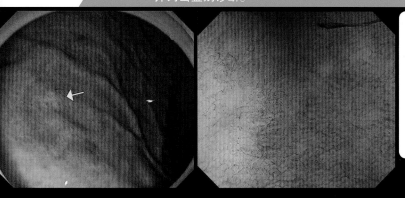

👉 **注意这里！**

请注意血管结构。

NO.014

Q1 | 请根据白光内镜分析病变部位及特征（尤其是背景黏膜、色调、形状、边界等）。

Q2 | 请根据放大图像分析表面结构和血管结构有无异常，做出最终诊断。

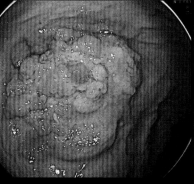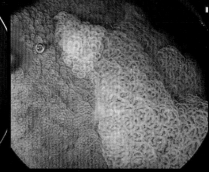

👉 **注意这里！**

在无萎缩的胃底腺区域内可见大部分呈褪色调、局部发红的隆起性病变。放大观察可见白区增宽，呈乳头状或微小分叶状结构。

NO.015

Q1 | 请根据白光内镜分析病变部位及特征（尤其是背景黏膜、色调、形状、边界等）。本例在 H.pylori 除菌后确认 H.pylori 抗体阴性，为除菌成功的病例。

Q2 | 放大图像下可见病变的边界线，请据此分析表面结构和血管结构有无异常，做出最终诊断。

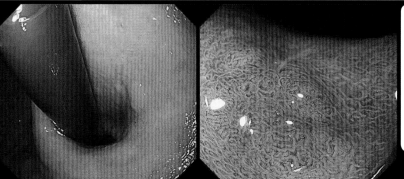

👉 **注意这里！**

根据背景黏膜有无萎缩来推测，病变色调和形态都很典型。

答案 NO.013

难度 ★★

血管轻微扩张的印戒细胞癌病例

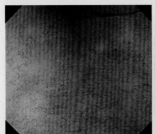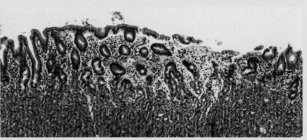

病理诊断 ▶ 早期胃癌，Type 0-Ⅱb，17mm×14mm，印戒细胞癌，pT1a（M），pUL0，Ly0，V0，pHM0，pVM0

答案 NO.014

难度 ★★★

伴有 SM 浸润的胃型小凹上皮型胃癌

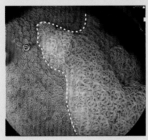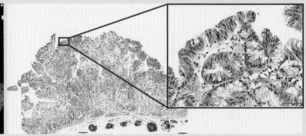

病理诊断 ▶ 乳头状腺癌，U，Gre，Type 0-Ⅱa+Ⅱb，71mm×53mm，pap > tub1 > > tub2，pT1b1 tt（SM1），pUL0，Ly1，V0，pHM0，pVM0

答案 NO.015

难度 ★

以萎缩性胃炎为背景，呈典型的分化型胃癌表现的病例

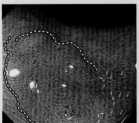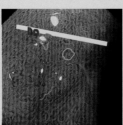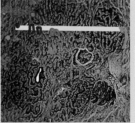

病理诊断 ▶ 胃腺癌，0-Ⅱa，肿瘤直径：8mm×7mm，tub1，pT1a（M），UL0，Ly0，V0

NO.016

Q1 请根据白光内镜分析病变部位及特征（尤其是背景黏膜、色调、形状、边界等）。

Q2 请根据放大图像分析表面结构有无异常，做出最终诊断。

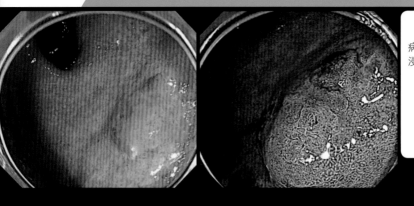

注意这里！

病变为何增厚？有SM浸润？

NO.017

Q1 请根据白光内镜分析背景黏膜（*H.pylori* 感染状态）及病变。

Q2 请根据 NBI 放大图像分析表面结构、血管结构有无异常，做出最终诊断。

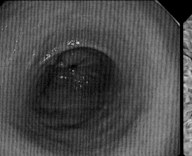
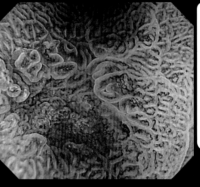

注意这里！

放大观察看到不规整的微绒毛状结构和不规整的网格状血管时，怀疑分化型癌。

NO.018

Q1 请根据白光内镜分析病变部位及特征（尤其是背景黏膜、色调、形状等）。

Q2 请根据放大图像分析表面结构和血管结构有无异常，做出最终诊断。

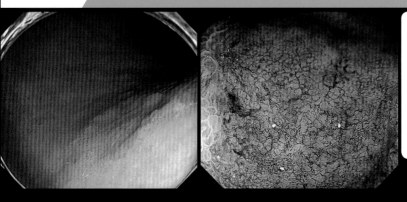

注意这里！

组织学类型？可以根据血管表现判断吗？

答案

NO.016 | 难度 ★★ | 增厚的 0-Ⅱa 病例

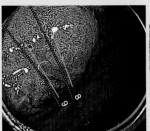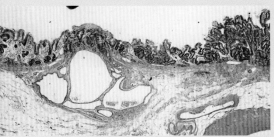

病理诊断 Type 0-Ⅱa, tub1, pT1a（M）, UL0, Ly0, V0, 24mm×14mm, U, Ant, pHM0, pVM0

NO.017 | 难度 ★★★ | *H.pylori* 发生于未感染黏膜上的分化型腺癌病例

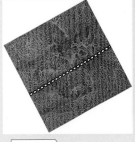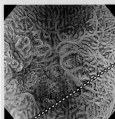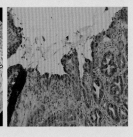

病理诊断 L, Less, 20mm×15mm, Type 0-Ⅱc, 3mm×3mm, tub1＞＞tub2, pT1a（M）, UL0, Ly0, V0, pHM0, pVM0

NO.018 | 难度 ★★★★ | 表现为网格状（network）血管的高分化型管状腺癌

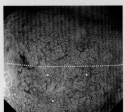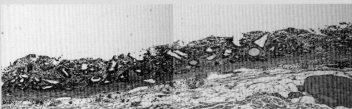

病理诊断 胃腺癌, Type 0-Ⅱc, tub1, pT1b1（SM1）, UL0, Ly0, V0, 15mm×13mm, M, Post, pHM0, pVM0

NO.019

Q1 请根据白光内镜分析病变部位及特征（尤其是背景黏膜、色调、形状、边界等）。

Q2 在放大图像下可见病变的边界线，请据此分析表面结构有无异常，做出最终诊断。

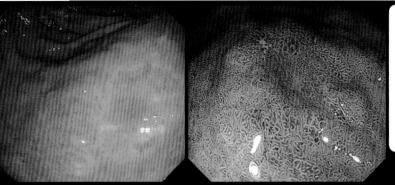

注意这里！

重要的是根据 *H.pylori* 除菌后胃癌的特征进行病变范围的诊断。

NO.020

Q1 无 *H.pylori* 除菌史，抗 *H.pylori* 抗体阴性的病例。请根据白光内镜分析病变部位及特征（尤其是背景黏膜、色调、边界）。

Q2 请根据放大图像分析表面结构和血管结构，做出最终诊断。

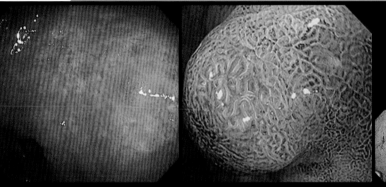

注意这里！

根据有无边界，血管和结构的形态判断是否为癌。如果为癌，进一步判断组织学类型。

NO.021

Q1 请根据白光内镜分析病变部位及特征（尤其是背景黏膜、色调、形状、边界等）。

Q2 请根据放大图像分析表面结构、血管结构有无异常，做出最终诊断。

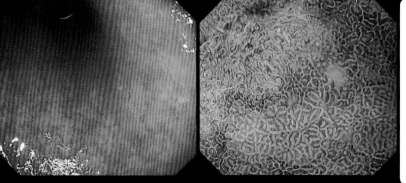

注意这里！

背景为开放型的萎缩黏膜，胃体中部小弯的萎缩边界附近可见呈褐色调的 9mm 大小的浅表隆起性病变。放大观察可见窝间部变窄，不规则融合，微结构尚残留。血管结构上，可见扩张迂曲的血管形成不规则的网状，部分区域粗细不均。

21

答案 NO.019

难度 ★★★

肿瘤边缘处覆盖非肿瘤黏膜的除菌后胃癌病例

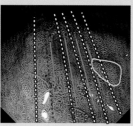 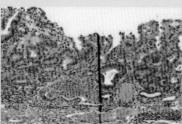 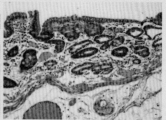

> **病理诊断** 胃腺癌, pT1a (M), Ly0, V0, UL0, pHM0, pVM0, 0-Ⅱc, 13mm×9mm

答案 NO.020

难度 ★

H.pylori 既往感染、自发除菌后的分化型胃癌病例

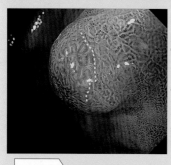 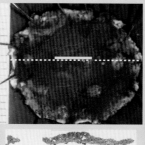 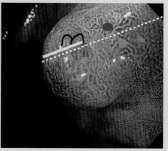

> **病理诊断** 早期胃癌, L, Less Post, Type 0-Ⅱa, 6mm×4mm, tub1, pT1a (M), pUL0, Ly0, V0

答案 NO.021

难度 ★

放大内镜下详细观察可推断组织学像为高分化型腺癌的病例

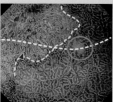 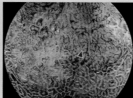 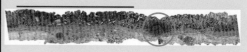

> **病理诊断** 高分化型管状腺癌, M, Less, Type 0-Ⅱa, 9mm×8mm, tub1, pT1a (M), pUL0, Ly0, V0, pHM0, pVM0

Q1 *H.pylori* 现症感染的病例。请根据白光内镜分析病变部位及特征（尤其是背景黏膜、色调、形状、边界等）。

Q2 放大图像下可见病变的边界线，请据此分析表面结构和血管结构有无异常，做出最终诊断。

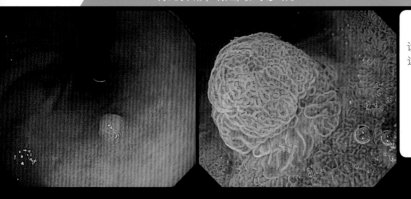

注意这里！

诊断时请关注病变的边界、结构和血管。

Q1 请根据白光内镜分析背景胃黏膜和病变部位（口服 PPI）。

Q2 请根据放大内镜图像分析边界线、表面结构和血管结构，做出最终诊断。

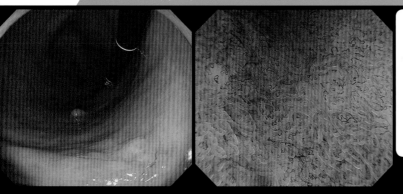

注意这里！

口服 PPI 后有时病变缺乏不规则的表现。

Q1 请根据白光内镜分析背景胃黏膜和病变部位，诊断病变性质。

Q2 请根据放大内镜图像分析血管结构，并做出最终诊断。

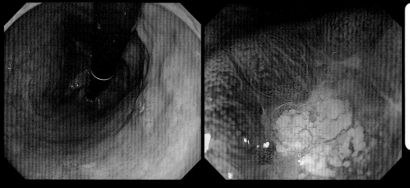

注意这里！

溃疡底部边缘的血管密度和不规整的白苔。

答案 NO.022

难度 ★★

边界清晰（可见 DL），血管结构呈网格状，形成 network、loop 样血管，诊断为分化型胃癌

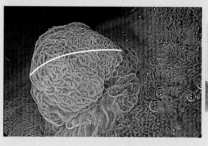 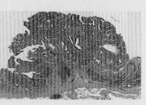

病理诊断 > M，Less，Type 0-Ⅰs，6mm×3mm，tub1，pT1a（M），pUL0，Ly0，V0

答案 NO.023

难度 ★

口服 PPI，*H.pylori* 现症感染的胃癌

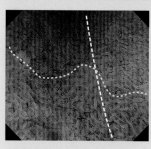 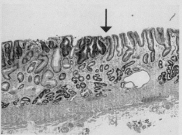

病理诊断 > Type 0-Ⅱb+Ⅱc，tub1＞tub2，pT1a（M），UL0，32mm×28mm，M，Post，Ly0，V0，pHM0，pVM0

答案 NO.024

难度 ★★★★

溃疡底部边缘的血管密度轻微不同，诊断为低分化型腺癌 1 例

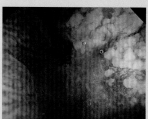 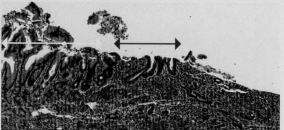

病理诊断 > Type 0-Ⅱc，por2＞tub2，pT1b2（SM2），UL0，5mm×5mm，M，Post，Ly1，V2，pHM0，pVM0

NO.025

Q1 请根据白光内镜分析病变部位及特征（尤其是背景黏膜、色调、形状、边界等）。此例为 *H.pylori* 除菌后病例。

Q2 放大图像下可见病变的边界线，请据此分析表面结构和血管结构有无异常，做出最终诊断。

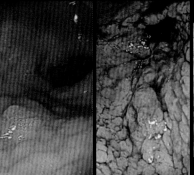
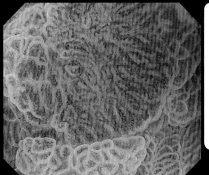

👉 **注意这里！**

与周边相比，病变的表面结构和血管结构有何特点？

NO.026

Q1 *H.pylori* 除菌后，请根据胃体中部大弯处病变的放大图像判断有无边界线，表面结构和血管结构有无异常，做出最终诊断。

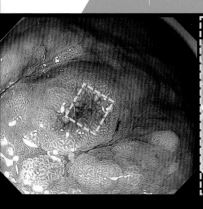
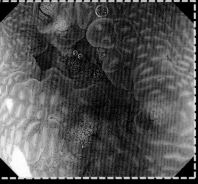

👉 **注意这里！**

理解 *H.pylori* 除菌后的胃癌特征，注意观察时不要漏诊。

NO.027

Q1 *H.pylori* 除菌后，请根据 NBI 联合弱放大图像分析病变形状及黏膜的表面结构。

Q2 请根据最大倍率的放大内镜图像分析表面结构及病变边界，并列出鉴别诊断。

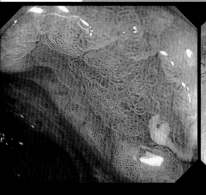
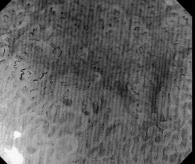

👉 **注意这里！**

白光观察时隐窝边缘上皮的形状。

答案 NO.025

难度 ★

H.pylori 除菌后的胃窦大弯的色调发红的病变

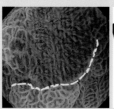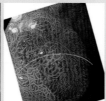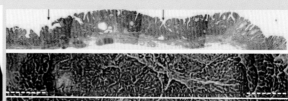

病理诊断 ▷ 腺癌，Type 0-Ⅱc，肿瘤大小：14mm×12mm，tub1，pT1a，UL0，Ly0，V0

答案 NO.026

难度 ★★★

H.pylori 除菌后胃癌的病例

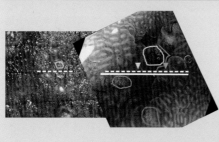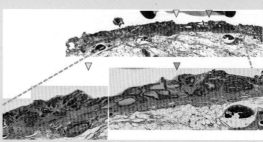

病理诊断 ▷ 早期胃癌，M，Gre，5mm×3mm，Type 0-Ⅱc，tub1，pT1a（M），pUL0，Ly0，V0，UL0，pHM0，pVM0

答案 NO.027

难度 ★★★

具有 VEC 结构的低分化型腺癌病例

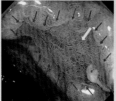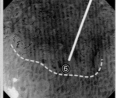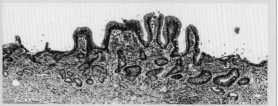

病理诊断 ▷ 早期胃癌，Type 0-Ⅱc，27mm×7mm，低分化型腺癌（por2）＞管状腺癌（tub1＞tub2）＞浸润性微乳头状癌，pT1a（M），pUL0，Ly1，V0，pHM0，pVM0

NO.028

Q1	请根据白光内镜分析病变部位及特征（尤其是背景黏膜、色调、形状、边界等）。
Q2	放大图像下可见病变的边界线，请据此分析表面结构和血管结构有无异常，做出最终诊断。

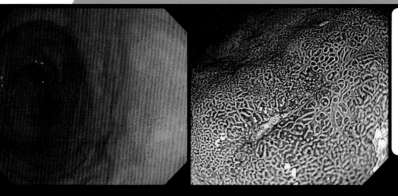

注意这里！

诊断 *H.pylori* 除菌后的发红凹陷并不容易，应着眼于细微的色调变化和结构差异，从非病变部向病变部进行观察。

NO.029

Q1	请根据白光内镜分析病变部位及特征（尤其是背景黏膜、色调、形状、边界等）。
Q2	请根据放大内镜图像分析表面结构和血管结构有无异常，做出最终诊断。

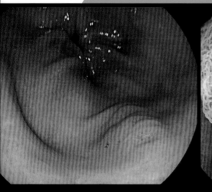

注意这里！

在无萎缩的胃窦可见疣状糜烂样的凹陷性病变，放大内镜观察下可见窝间部开大。

NO.030

Q1	请根据白光内镜分析病变部位及特征（尤其是背景黏膜、色调、形状等）。
Q2	请根据放大内镜图像分析表面结构和血管结构有无异常，做出最终诊断。

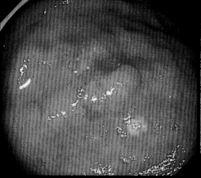

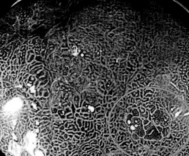

注意这里！

注意主要病变周围存在副病变。

答案
NO.028

难度
★ ★ ★

H.pylori 除菌后胃癌的病例

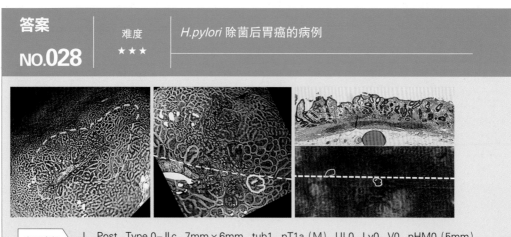

病理诊断 ▷ L, Post, Type 0−Ⅱc, 7mm×6mm, tub1, pT1a（M）, UL0, Ly0, V0, pHM0（5mm）, pVM0

答案
NO.029

难度
★ ★ ★ ★ ★

H.pylori 未感染的肠型高分化型腺癌

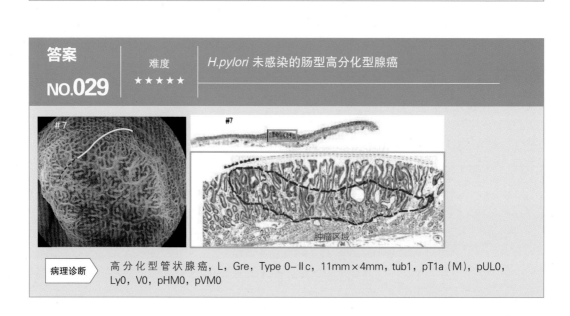

病理诊断 ▷ 高分化型管状腺癌, L, Gre, Type 0−Ⅱc, 11mm×4mm, tub1, pT1a（M）, pUL0, Ly0, V0, pHM0, pVM0

答案
NO.030

难度
★

副病变的诊断—癌？非癌？

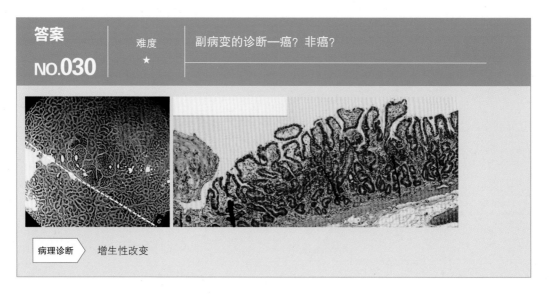

病理诊断 ▷ 增生性改变

NO.031

Q1 请根据白光内镜分析病变特征（背景黏膜、色调、形状、形态）。
这例也是 *H.pylori* 除菌后。

Q2 请根据放大内镜图像分析表面结构和血管结构有无异常，做出最终诊断。

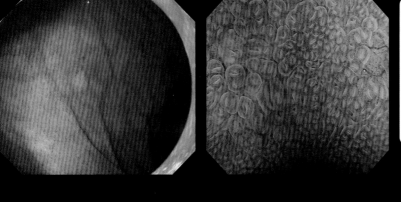

👆 **注意这里！**

根据背景黏膜和内镜下特征性表现进行鉴别，根据放大图像下上皮内发生的变化进行推断。

NO.032

Q1 请根据白光内镜分析病变部位及特征（尤其是背景黏膜、色调、形状、边界等）。

Q2 请根据放大内镜图像分析表面结构和血管结构有无异常，做出最终诊断。

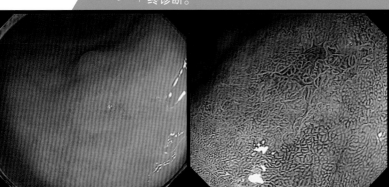

👆 **注意这里！**

根据色调差异可发现病变。

NO.033

Q1 请根据白光内镜分析病变部位及特征（尤其是背景黏膜、色调、形状、边界等）。

Q2 放大图像下可见病变的边界线，请据此分析表面结构和血管结构有无异常，做出最终诊断。

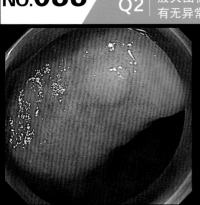
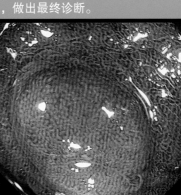

👆 **注意这里！**

这例是根据背景黏膜有无萎缩、腺管结构及血管走行易于推断的病变。

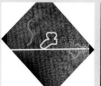 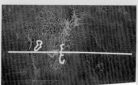 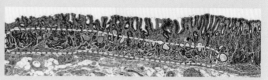

病理诊断 > 胃肿瘤，胃底腺型腺癌，Type 0−Ⅱb（6mm×5mm），pT1b1（SM1，100μm），UL0，Ly0，V0，pHM0，pVM0

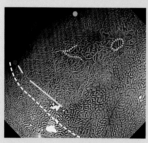 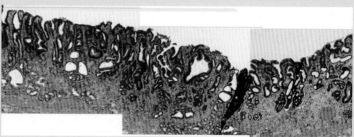

病理诊断 > Type 0−Ⅱb，tub1，pT1a（M），UL0，Ly0，V0，10mm×7mm，M，Gre，pHM0，pVM0

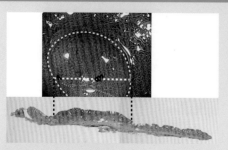

病理诊断 > 腺癌，Type 0−Ⅱa，肿瘤大小：5mm×5mm，tub1，pT1a，UL0，Ly0，V0

Q1 请根据白光内镜分析病变部位及特征（尤其是背景黏膜、色调、形状、边界等）。

Q2 放大图像下可见病变的边界线，请据此分析表面结构和血管结构有无异常，做出最终诊断。

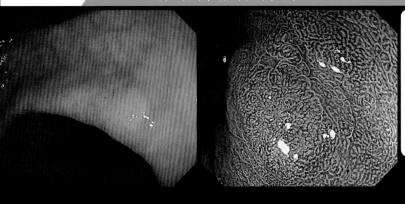

👆 注意这里！

隆起较低的0-Ⅱa病变，根据病变与周围黏膜轻微的色调差异进行诊断是非常重要的。

Q1 请根据白光内镜分析病变部位及特征（尤其是背景黏膜、色调、形状、边界等）。

Q2 放大图像下可见病变的边界线，请据此分析表面结构和血管结构有无异常，做出最终诊断。

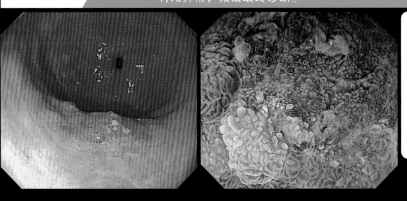

👆 注意这里！

白色颗粒状的表面结构。

Q1 *H.pylori* 除菌后的病例。请根据白光内镜分析病变色调、形状，有无边界等。

Q2 请根据放大内镜图像分析表面结构和血管结构有无异常，并列出鉴别诊断。

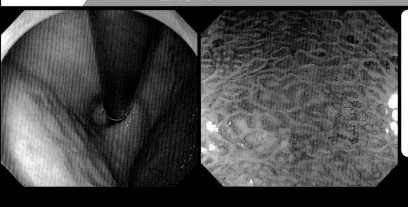

👆 注意这里！

窝间部的血管。

答案 NO.034

难度 ★

呈黄白色调的胃癌病例

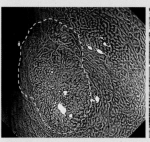 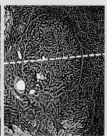 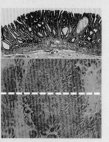

> 病理诊断

L，Post，Type 0-Ⅱa，6mm×3mm，tub1，pT1a (M)，UL0，Ly0，V0，pHM0 (4mm)，pVM0

答案 NO.035

难度 ★★★

凹陷面可见白色颗粒状结构的病例

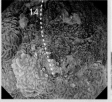 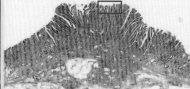 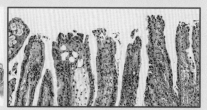

> 病理诊断

高分化型管状腺癌，L，Gre，Type 0-Ⅱa+Ⅱc，24mm×13mm，tub1 > pap > muc > sig，pT1b2 (SM2，3mm)，int，INFb，pUL0，Ly1b，V1，pHM0，pVM0

答案 NO.036

难度 ★★★

血管分布不均匀的牵手型腺癌病例

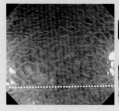 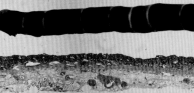 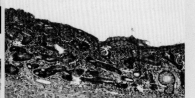

> 病理诊断

早期胃癌，Type 0-Ⅱb+Ⅱc (29mm×21mm)，管状腺癌 (tub2 > tub1)，pT1b1 (SM1，60μm)，pUL0，Ly1，V0，pHM0，pVM0

NO.037

Q1 请根据白光内镜分析病变部位及特征（尤其是背景黏膜、色调、形状、边界等）。

Q2 放大图像下可见病变的边界线，请据此分析表面结构和血管结构有无异常，做出最终诊断。

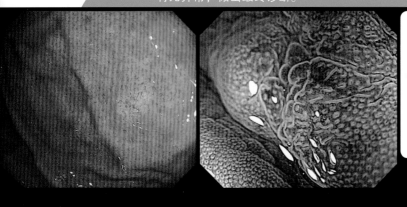

👉 **注意这里！**

注意根据表面微细结构判断有无边界线（DL）。

NO.038

Q1 请根据白光内镜分析病变部位及特征（尤其是背景黏膜、色调、形状、边界等）。

Q2 请根据放大内镜图像分析表面结构和血管结构有无异常，做出最终诊断。

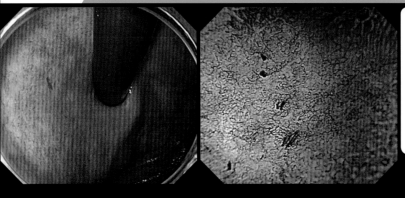

👉 **注意这里！**

组织学类型？根据血管表现是否可以推断？

NO.039

Q1 请根据白光内镜分析病变形状、色调、表面结构。

Q2 请根据 NBI 联合最高倍率的放大内镜图像分析表面结构和血管结构有无异常，并列出鉴别诊断。

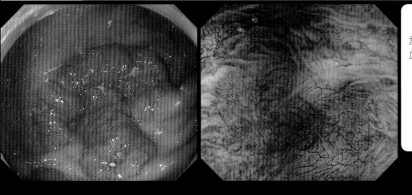

👉 **注意这里！**

放大观察可见扩张的血管。

答案 NO.037

难度 ★★★

胃底腺型胃癌的病例

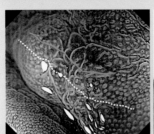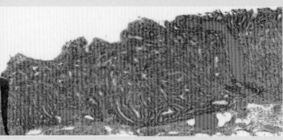

病理诊断 胃底腺型胃腺癌，U，Gre，Type 0-Ⅱa，5mm×4mm，pT1b1（SM1），pUL0，Ly0，V0，pHM0，pVM0

答案 NO.038

难度 ★★★★

呈非网格状血管的未分化型胃癌

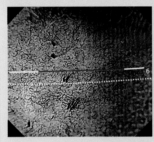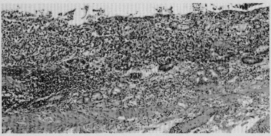

病理诊断 胃腺癌，Type 0-Ⅱc，tub2＞por1，pT1a（M），UL0，Ly0，V0，15mm×10mm，U，Post，pHM0，pVM0

答案 NO.039

难度 ★★★

表现为血管均匀扩张的 MALT 淋巴瘤病例

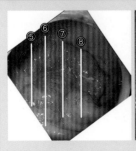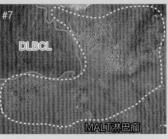

病理诊断 弥漫大 B 细胞淋巴瘤（DLBCL）和 MALT 淋巴瘤

NO.040

Q1 请根据白光内镜分析病变部位及特征（尤其是背景黏膜、色调、形状、边界等）。

Q2 放大图像下可见病变的边界线，请据此分析表面结构和血管结构有无异常，做出最终诊断。

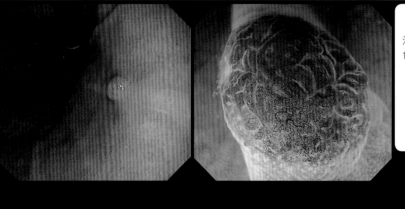

注意这里！

注意背景黏膜和病变色调。

NO.041

Q1 请根据白光内镜分析病变部位及特征（尤其是背景黏膜、色调、形状、边界等）。

Q2 请根据放大内镜图像分析表面结构和血管结构有无异常，做出最终诊断。

注意这里！

轻度发红的浅表隆起性病变，可见不规则的表面微结构和微血管结构。

NO.042

Q1 请根据白光内镜（*H.pylori* 现症感染）分析背景黏膜和病变特征。

Q2 请分析 NBI 联合放大内镜下的表现，推测病理图像。

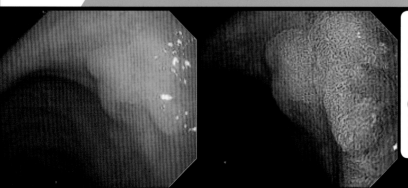

注意这里！

胃角萎缩黏膜内可见褪色调、不规则的浅表隆起性病变。放大内镜下可见不规则的小凹（pit）样结构。可见白色不透明物质（WOS）沉积，难以观察微血管结构。

答案

NO.040

难度 ★

需要与小凹上皮型胃癌相鉴别的增生性息肉 1 例

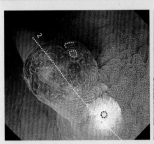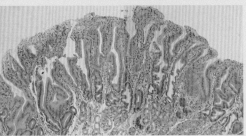

病理诊断 小凹上皮增生，4mm×3mm

答案

NO.041

难度 ★★

根据放大内镜图像可推测组织学图像的高分化型腺癌 1 例

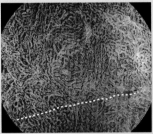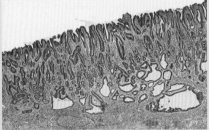

病理诊断 高分化型管状腺癌，L，Less，Type 0-Ⅱa，21mm×17mm，tub1>pap，pT1a（M），pUL0，Ly1，V0，pHM0，pVM0

答案

NO.042

难度 ★

可见 WOS 的褪色调隆起性病变

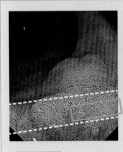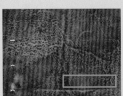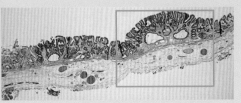

病理诊断 L，Post，Type 0-Ⅱa，12mm×10mm，tub1，pT1a（M），pUL0，Ly0，V0，pHM0，pVM0

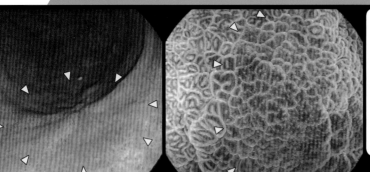

注意这里！

根据表面结构不规整和形态改变诊断病变范围。

NO.044

Q1 请根据白光内镜分析病变部位及特征（尤其是背景黏膜、色调、形状、边界等）。

Q2 请根据放大内镜图像分析表面结构和血管结构有无异常，做出最终诊断。

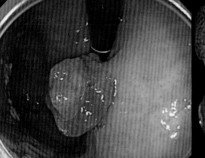
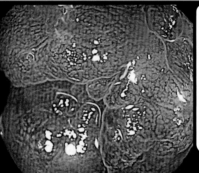

注意这里！

注意具有特点的形态和 NBI 下的表现，该病变是癌吗？

NO.045

Q1 请根据白光内镜分析病变部位及特征（尤其是背景黏膜、色调、形状等）。

Q2 请根据放大内镜图像分析表面结构和血管结构有无异常，做出最终诊断。

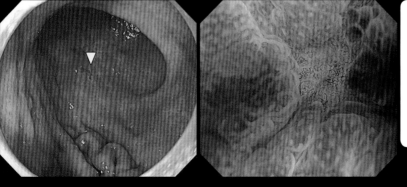

注意这里！

胃角大弯萎缩边界内的凹陷性病变。注意凹陷内的无结构区域和窝间部增宽的绒毛状结构。

难度 ★★

病变范围诊断困难的牵手型胃腺癌病例

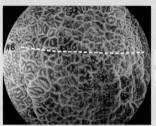

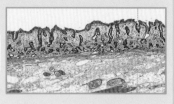

病理诊断 | 中分化型管状腺癌，M，Gre，Type 0-Ⅱc，28mm×25mm，tub2＞＞por2，pT1a（M），pUL1，Ly0，V0，pHM0，pVM0

答案
NO.044

难度 ★★★

需要了解的胃型腺瘤 1 例

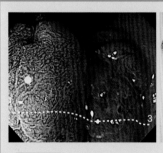
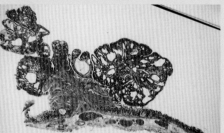

病理诊断 | 腺瘤（胃型），20mm×15mm，UL0，Ly0，V0，U，Less，pHM0，pVM0

答案
NO.045

难度 ★★

呈褐色调的凹陷，无结构区域内可见癌组织显露的印戒细胞癌 1 例

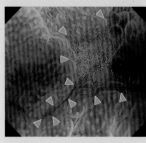
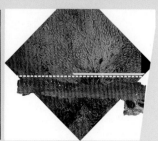

病理诊断 | 早期胃癌，Type 0-Ⅱc，肿瘤大小：13mm×11mm，腺癌（por1/sig），深度 M，Ly0，V0

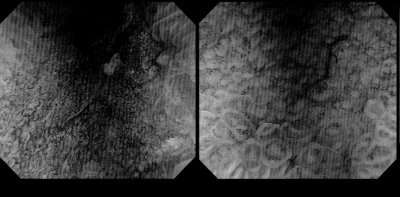

注意这里！

根据同一病变内不同区域的内镜图像，分析各自的组织学图像。

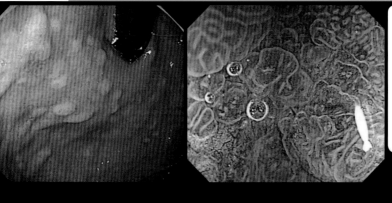

注意这里！

肿瘤？非肿瘤？

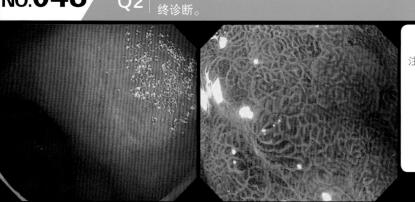

注意这里！

注意表面结构。

答案 NO.046

难度 ★★★★

不同组织学类型混合存在的分化型胃癌病例

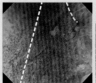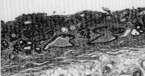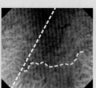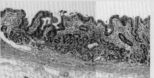

病理诊断　Type 0–Ⅱc+Ⅱb（14mm×12mm），tub2＞tub1，pT1a（M），UL0，Ly0，V0，pHM0，pVM0

答案 NO.047

难度 ★★★★★

肿瘤与非肿瘤诊断困难的病例

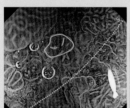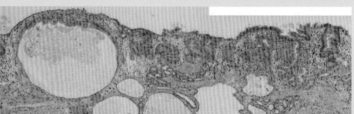

病理诊断　非肿瘤（笔者所在医院）

答案 NO.048

难度 ★★★★

表层为非肿瘤，黏膜中层至深层为低分化型腺癌浸润，NBI放大下可见表面结构窝间部增宽的病例。

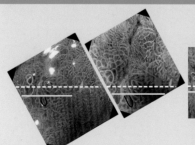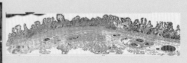

病理诊断　M，Post，Type 0–Ⅱc，17mm×15mm，por，pT1a（M），pUL0，Ly0，V0

NO.049

Q1 | H.pylori 除菌后病例。请根据白光内镜分析病变部位及特征（尤其是背景黏膜、色调、形状、边界等）。

Q2 | 放大图像下可见病变的边界线，请据此分析表面结构和血管结构有无异常，做出最终诊断。

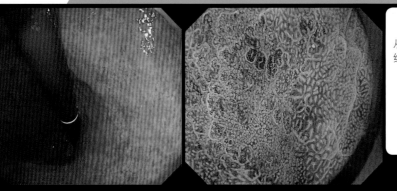

👆 **注意这里！**

从 NBI 放大图像推测组织学类型？

NO.050

Q1 | 请根据白光内镜分析病变部位及特征（尤其是背景黏膜、色调、形状、边界等）。

Q2 | 放大图像下可见病变的边界线，请据此分析表面结构和血管结构有无异常，做出最终诊断。

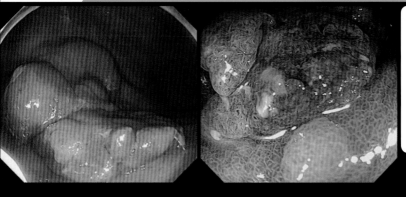

👆 **注意这里！**

增厚的巨大病变，浸润深度？

NO.051

Q1 | 请根据白光内镜（图1）分析病变的背景黏膜和特征。

Q2 | 参考放大内镜图像（图2，图3），病变可分为2个区域，之间可见边界线，请分析每个区域的表面结构，做出最终诊断。

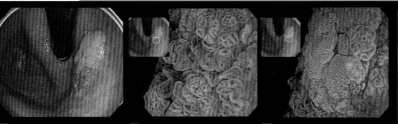

图1　　　　图2　　　　图3

👆 **注意这里！**

色调和表面结构（有无腺体结构，腺管密度，肿瘤高度，表面结构差异等）。

答案 NO.049

难度 ★★★　　*H.pylori* 除菌后发现的凹陷性病变

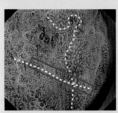 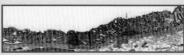 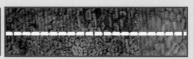

> **病理诊断**　腺癌，标本大小：32mm×30mm，Type 0-Ⅱc，肿瘤大小：14mm×7mm，tub1，pT1a（M），UL0，Ly0，V0，pHM0，pVM0

答案 NO.050

难度 ★★　　浸润深度诊断困难的病例

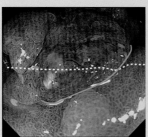 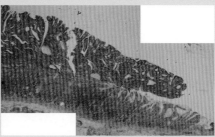

> **病理诊断**　胃腺癌，Type 0-Ⅱa，tub1，pT1a（M），UL0，Ly0，V0，49mm×32mm，U，Post，pHM0，pVM0

答案 NO.051

难度 ★★★　　同一病变内可见表面结构存在差异的病例

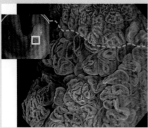 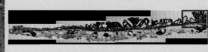 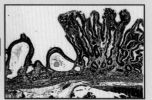

> **病理诊断**　腺癌，tub1，pT1a（M），Ly0，V0，pHM0，pVM0（eCura A）

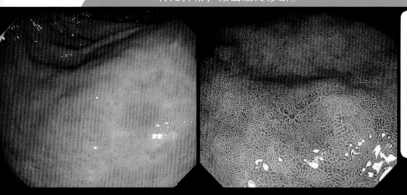

注意这里！

注意腺管密度增加。

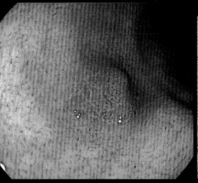
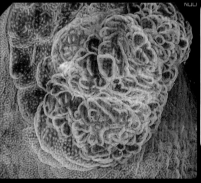

注意这里！

在无萎缩的胃底腺区域内存在的发红病变。病变小弯侧边缘可见小凹（pit）扩大的隆起。

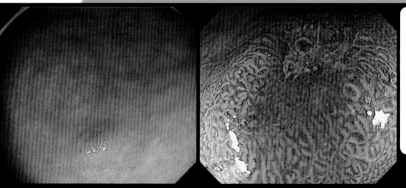

注意这里！

背景黏膜与病变处表面结构的差异。

答案 NO.052

难度 ★★　　诊断要点为腺管密度增加的病例

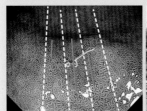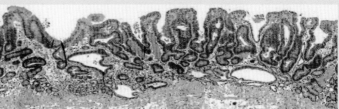

病理诊断　胃腺癌，pT1a（M），Ly0，V0，UL0，pHM0，pVM0，Type 0-Ⅱc，5mm×4mm

答案 NO.053

难度 ★★★　　内镜表现不典型的胃底腺型胃癌病例

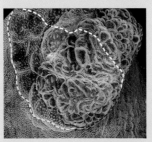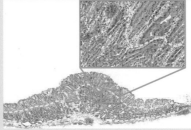

病理诊断　胃底腺型腺癌，U，Gre，Type 0-Ⅱa，10mm×10mm，tub1，pT1b2（SM2），pUL0，Ly0，V0，pHM0，pVM0

答案 NO.054

难度 ★★★★　　内镜和病理诊断均困难的病例

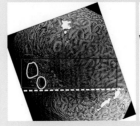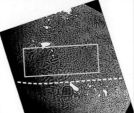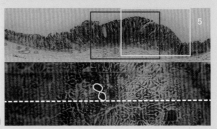

病理诊断　M，Gre，Type 0-Ⅱa，3mm×3mm，tub1，pT1a（M），pUL0，Ly0，V0，pHM0，pVM0

NO.055

Q1 请根据白光内镜分析背景黏膜和病变特征（部位、色调、边界）。*H.pylori* 抗体 < 3U/mL，无除菌史。

Q2 放大图像下可见病变的边界线，请据此分析表面结构和血管结构有无异常，做出最终诊断。

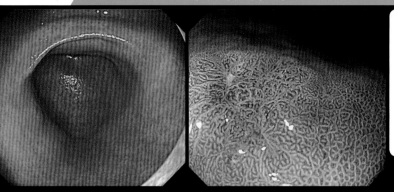

NO.056

Q1 请根据白光内镜分析背景黏膜、病变部位、大小、肉眼形态、色调。

Q2 请根据放大图像分析表面微结构和微血管结构，并推测组织类型。

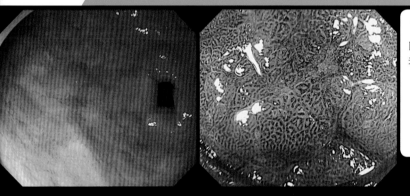

NO.057

Q1 请根据白光内镜分析背景黏膜、病变特征（部位、色调、边界）。*H.pylori* 抗体 < 3U/mL，无除菌史。

Q2 放大图像下可见病变的边界线，请据此分析表面结构和血管结构有无异常，做出最终诊断。

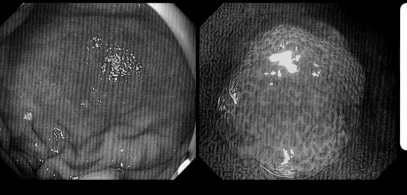

答案 NO.055

难度 ★

在 *H.pylori* 未感染的黏膜上发生的分化型早期胃癌病例

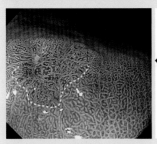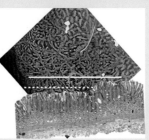

> 病理诊断 ｜ 胃腺癌，ESD，L，Ant，Type 0－Ⅱc，4mm×4mm，tub1，pT1a（M），pUL0，Ly0，V0

答案 NO.056

难度 ★★★

需要注意边界诊断的以未分化型为主的早期胃癌病例

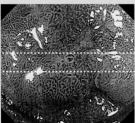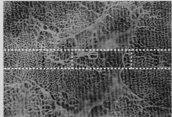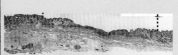

> 病理诊断 ｜ L，Ant，18mm×11mm，Type 0－Ⅱc，por1-2＞tub2，pT1a（M），pUL0，Ly0，V0，pHM0，pVM0

答案 NO.057

难度 ★★

应与腺瘤进行鉴别的白色隆起性病变

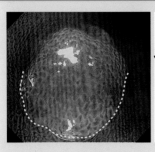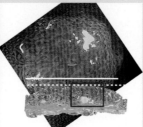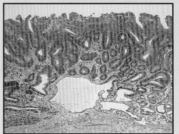

> 病理诊断 ｜ 胃腺癌，ESD，L，Gre，Type 0－Ⅱa，4mm×3mm，tub1，pT1a（M），pUL0，Ly0，V0

NO.058

Q1 | *H.pylori* 抗体阴性，但无除菌史，考虑自然除菌的病例。请根据白光内镜分析病变部位及特征（尤其是背景黏膜、色调、形状、边界等）。

Q2 | 放大图像下可见病变的边界线，请据此分析表面结构和血管结构有无异常，做出最终诊断。

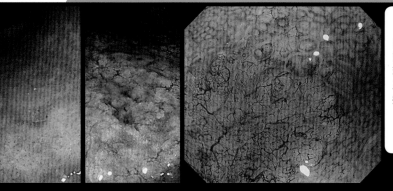

👆 注意这里！

白光非放大观察下病变边界不清，难以发现。通过喷洒靛胭脂及 NBI 放大观察确定病变边界。

NO.059

Q1 | 请根据白光内镜分析病变部位及特征（尤其是背景黏膜、色调、形状、边界等）。

Q2 | 放大图像下可见病变的边界线，请据此分析表面结构和血管结构有无异常，做出最终诊断。

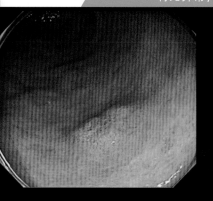
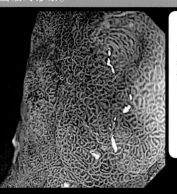

👆 注意这里！

能否根据 NBI 的结构差异正确判断肿瘤的边界？

NO.060

Q1 | 请根据白光内镜分析病变部位及特征（尤其是背景黏膜、色调、形状、边界等）。

Q2 | 放大图像下可见病变的边界线，请据此分析表面结构和血管结构有无异常，做出最终诊断。

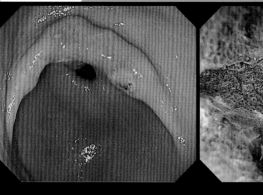

👆 注意这里！

根据黏膜萎缩、腺管排列紊乱考虑为凹陷面的区域。

难度
★★

喷洒靛胭脂可发现病变。*H.pylori* 除菌后 1 例

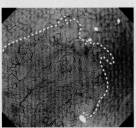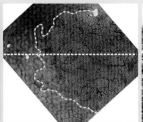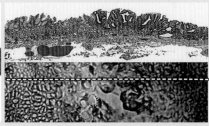

> 病理诊断　腺癌，标本大小：22mm×16mm，Type 0–Ⅱc，肿瘤大小：9mm×3mm，tub1，pT1a（M），UL0，Ly0，V0，pHM0，pVM0

难度
★

根据 NBI 表现可正确诊断病变范围的病例

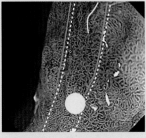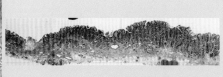

> 病理诊断　胃腺癌，0–Ⅱc，tub1，Gre，6mm×2mm，pT1a（M），UL0，Ly0，V0，pHM0，pVM0

难度
★★★

内镜下癌与非癌鉴别困难的病例

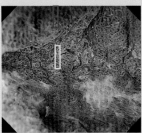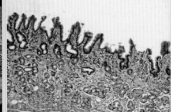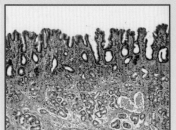

> 病理诊断　胃炎

Q1 | 请根据白光内镜分析病变部位及特征（尤其是背景黏膜、色调、形状、边界等）。

Q2 | 请根据放大图像分析表面结构和血管结构有无异常，做出最终诊断。

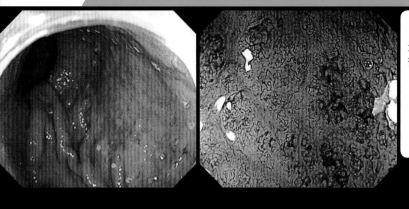

注意这里！

注意 NBI 放大图像中微血管结构的差异。

Q1 | 请根据白光内镜分析病变部位及特征（尤其是背景黏膜、色调、形状、边界等）。

Q2 | 请根据放大图像分析表面结构和血管结构有无异常，做出最终诊断。

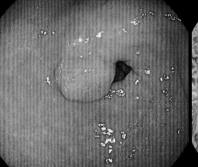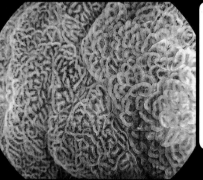

注意这里！

可否从背景黏膜上隆起部位的表面结构来推测组织学图像？

Q1 | 请根据白光内镜（H.pylori 除菌后）分析背景黏膜和病变特征。

Q2 | 请分析 NBI 放大表现，推测组织学图像。

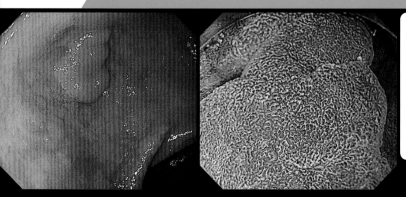

注意这里！

请注意 NBI 放大观察的表面结构。

难度
★★★★

组织学类型为混合型癌的病例

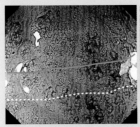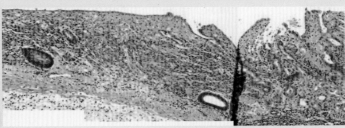

病理诊断 ▷ M，Post，Type 0-Ⅱc，51mm×31mm，tub1＞por2＞tub2，pT1b2（SM2），pUL0，Ly1，V0，pHM0，pVM0

难度
★★★★

呈相对规则的类圆形表面结构，难以识别微血管的乳头状腺癌病例

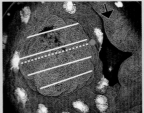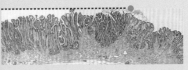

病理诊断 ▷ 乳头状腺癌，L，Ant，Type 0-Ⅱa，12mm×11mm，pap，pT1a（M），pUL0，Ly0，V0，pHM0，pVM0

难度
★★

伴有肠上皮化生的高分化型管状腺癌病例

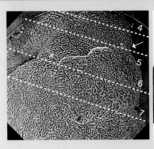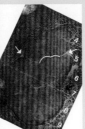

病理诊断 ▷ L，Ant，Type 0-Ⅱa，13mm×9mm，tub1，pT1a（M），pUL0，Ly0，V0，pHM0，pVM0

Q1 请根据白光内镜分析病变部位及特征（尤其是背景黏膜、色调、形状、边界等）。

Q2 请根据放大图像分析表面结构和血管结构有无异常，做出最终诊断。

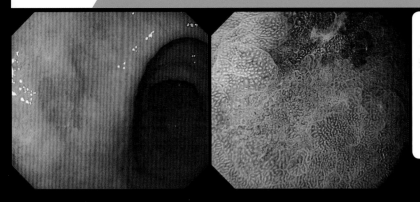

注意这里！

能根据白光观察推测病变范围吗？

Q1 请根据白光内镜分析病变部位和背景黏膜。用箭头标识可疑病变处需要放大观察的部分。

Q2 放大图像下可见病变的边界线，请据此分析表面结构和血管结构有无异常，做出最终诊断。

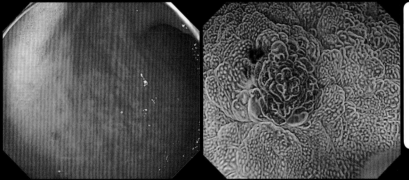

注意这里！

表面结构大小不等、形状不规则，白区宽度变窄、不均匀时，应怀疑为癌。

Q1 *H.pylori* 除菌后的胃体中部，大小约 12mm 的凹陷性病变（放大观察怀疑中分化 ~ 未分化癌），请根据放大图像分析病变边界附近红色虚线范围内的表面结构，判断该区域内有无病变进展。

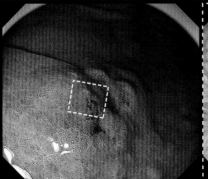

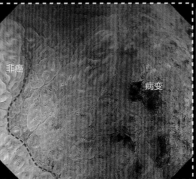

非癌

病变

注意这里！

虽然很难判断血管结构存在异型性，但是表面结构如何呢？边界处有无病变进展呢？

答案 NO.064 难度 ★★　发红区域边缘还存在扩展的平坦性病变的高分化型腺癌病例

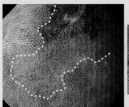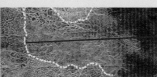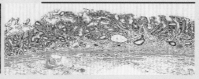

病理诊断　高分化型管状腺癌，M，Ant，Type 0-Ⅱc，20mm×17mm，tub1＞＞tub2，pT1a（M），Ly0，V0，pHM0，pVM0

答案 NO.065 难度 ★　应与增生性息肉相鉴别的病例（*H.pylori* 除菌后）

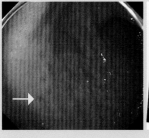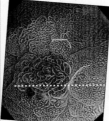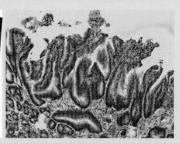

病理诊断　M，Ant，17mm×17mm，Type 0-Ⅱa，2mm×2mm，tub1，pT1a（M），pUL0，Ly0，V0，pHM0，VM0

答案 NO.066 难度 ★★★★　病变边界处进展情况值得讨论的病例

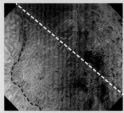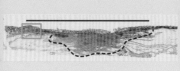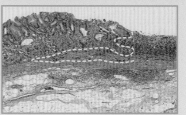

病理诊断　早期胃癌，M，Gre，14mm×13mm，Type 0-Ⅱc，por2＞tub2＞sig pT1b2（SM2，1750μm），pUL0，Ly0，V0，pHM0，pVM0

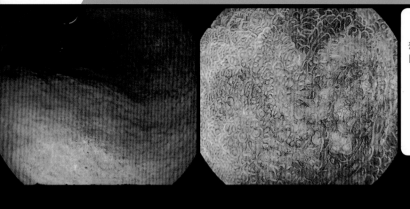

注意这里！

病变边界不清，部分区域可见黏液潴留。

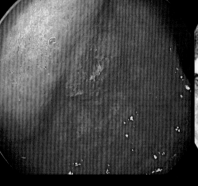
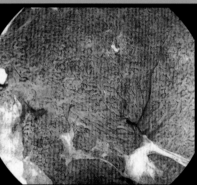

注意这里！

根据 BLI 放大观察图像能否推测组织学图像？

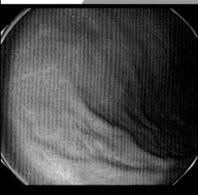
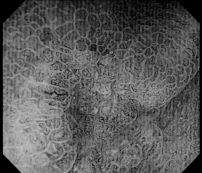

注意这里！

肿瘤的组织学类型？诊断病变范围时注意组织学类型是非常重要的。

答案 NO.**067** | 难度 ★★★★ | 伴黏液潴留的胃底腺型胃癌病例

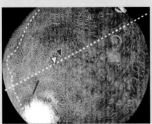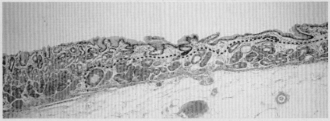

病理诊断 胃底腺型胃癌，M，Ant，Type 0-Ⅱc，24mm×13mm，pT1b2（SM2），pUL0，Ly0，V，（+？），pHM0，pVM1

> 答案 NO.**068** | 难度 ★★★ | 根据放大观察推测可能为中分化型腺癌的病例

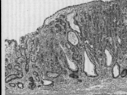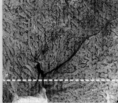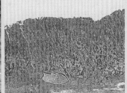

病理诊断 中分化型管状腺癌，M，Ant，Type 0-Ⅱa，23mm×18mm，tub2>tub1>>por2，pT1b1（SM1，60μm），INFa，Ly1，V0，pHM0，pVM0

> 答案 NO.**069** | 难度 ★★★ | 不规则的非网格状（non-network）血管是范围诊断的关键的病例

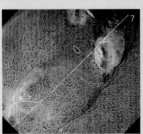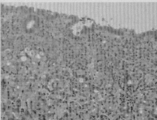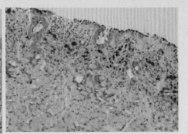

病理诊断 胃腺癌，Type 0-Ⅱc，sig>por>tub2，pT1a（M），UL0，Ly0，V0，20mm×10mm，M，Gre，pHM0，pVM0

NO.070

Q1 请根据白光内镜分析病变部位及特征（尤其是背景黏膜、色调、形状等）。

Q2 请根据放大图像分析有无边界，表面结构和血管结构有无异常，做出最终诊断。

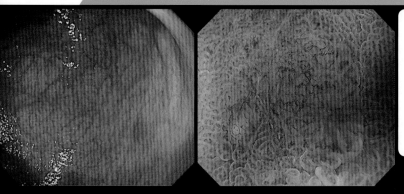

注意这里！

胃角后壁萎缩黏膜背景的发红的隆起性病变。放大大内镜下病变边缘可见白色球状物沉积。

NO.071

Q1 请根据白光内镜分析病变部位及特征（尤其是背景黏膜、色调、形状、边界等）。

Q2 请根据放大图像分析表面结构和血管结构有无异常，做出最终诊断。

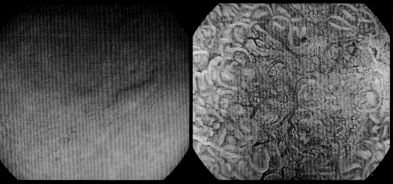

注意这里！

背景可见萎缩性改变。胃体下部大弯可见略微发黄的浅表隆起性病变。放大内镜下从整体看病变的白区并不鲜明，表面结构无法识别。可见从病变内侧向边缘生长的粗大扩张的血管。部分区域的白区与病变周边类似。

NO.072

Q1 请根据白光内镜分析病变的背景黏膜、部位、大小、肉眼形态和色调。

Q2 放大图像下可见病变的边界线，请据此分析表面结构和血管结构有无异常，做出最终诊断。

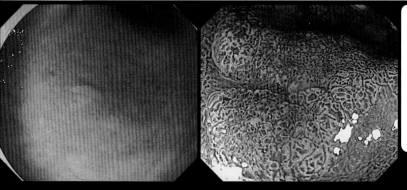

注意这里！

在存在白色不透明物质（WOS）的区域放大观察，将 WOS 作为表面结构进行评价。

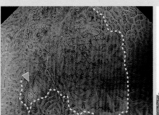
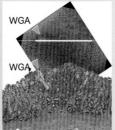

病理诊断 腺癌，Type 0-Ⅱa，肿瘤大小：4mm×4mm，tub1/2，pT1a（M），UL0，Ly0，V0

答案

NO.071

难度 ★★★★

根据放大观察下所见的窝间部增宽、血管呈树枝状扩张等表现，推测可能为胃底腺型胃癌的病例

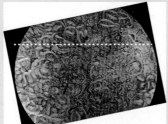
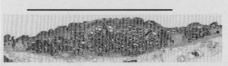

病理诊断 胃底腺型胃癌，M，Gre，Type 0-Ⅱa，4mm×3mm，tub1，pT1b1（SM1），pUL0，Ly0，V0，pHM0，pVM0

答案

NO.072

难度 ★★

伴 WOS 的高分化型管状腺癌病例

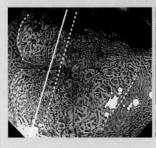
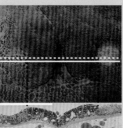

病理诊断 L，Gre，8mm×7mm，Type 0-Ⅱa，tub1，pT1a（M），pUL0，Ly0，V0，pHM0，pVM0

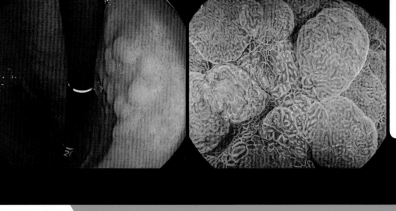

👉 **注意这里！**

发白的、多发的小隆起是什么？

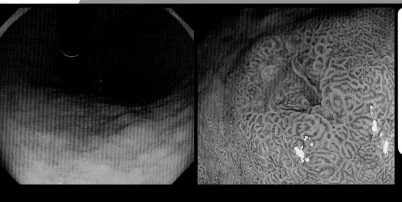

👉 **注意这里！**

表面结构缺乏异型性，窝间部增宽。

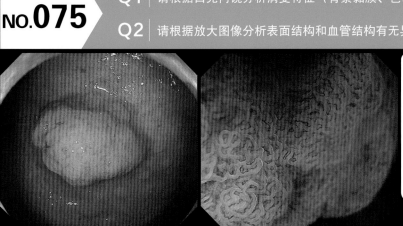

👉 **注意这里！**

根据特征性的肉眼形态和放大图像进行鉴别诊断。

答案 NO.073

难度 ★★★

远看类似腺瘤的高分化型腺癌病例

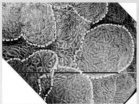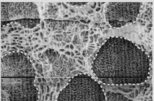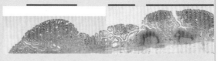

病理诊断 高分化型管状腺癌，M，Post，Type 0-Ⅱa，13mm×11mm，tub1，pT1a（M），Ly0，V0，pHM0，pVM0

答案 NO.074

难度 ★★★★★

呈内翻性生长的胃底腺型胃癌1例

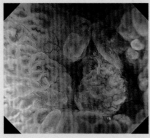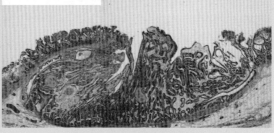

病理诊断 早期胃底腺型胃癌，Type 0-Ⅱc，pT1a（M），UL0，9mm×6mm，M，Less，Ly0，V0

答案 NO.075

难度 ★★★

内镜下表现典型的胃型腺瘤病例

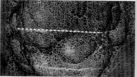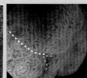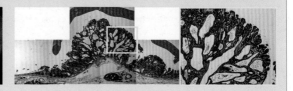

病理诊断 幽门腺腺瘤（PGA），Type 0-Ⅰ，18mm×13mm，pHM0，pVM0

Q1 请根据白光内镜分析有无边界和病变特征（背景黏膜、色调、形状、形态）。

Q2 请根据放大图像分析有无边界，表面结构和血管结构有无异常，做出最终诊断。

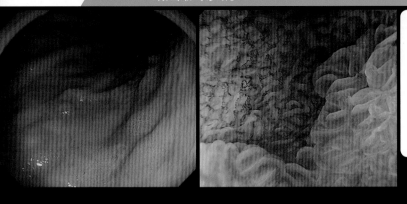

👆 注意这里！

注意有无 *H.pylori* 感染，在放大图像上对血管结构的细微表现进行分析。

Q1 请根据白光内镜分析病变部位及特征（尤其是背景黏膜、色调、形状、边界等）。*H.pylori* 除菌后，*HP* 抗体（−）：7U/mL。

Q2 请根据放大图像分析表面结构和血管结构有无异常，做出最终诊断。

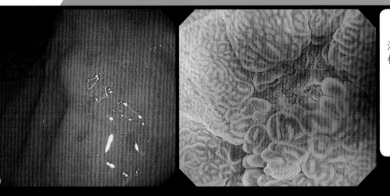

👆 注意这里！

注意凹陷内的表面结构和血管。

Q1 请根据白光内镜分析病变部位及特征（背景黏膜、色调、形状、形态）。

Q2 请根据放大图像分析表面结构和血管结构有无异常，做出最终诊断。

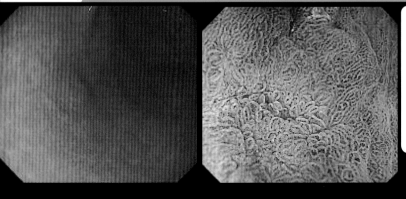

👆 注意这里！

在不规则的浅表凹陷型病变内，放大观察下可见细小的大小不等的田垄样～椭圆形结构。是否可考虑为上皮环内血管（vessels within epithelial circle, VEC）结构？

答案
NO.076

难度 ★★★★ | 无表面结构不整的 *H.pylori* 除菌后胃癌病例

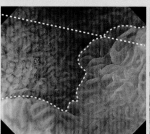 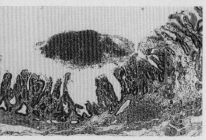

> **病理诊断** Type 0–Ⅱc（34mm×31mm），tub2＞tub1，pT1b1（SM1），UL0，Ly0，V0，pHM0，pVM0

答案
NO.077

难度 ★★ | 腺管密度稀疏，可见无结构区的高分化型腺癌病例

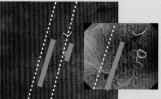 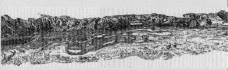

> **病理诊断** M，Gre，Type 0–Ⅱc，4mm×3mm，tub1，pT1a，pUL0，Ly0，V0

答案
NO.078

难度 ★★★ | 不能判断为上皮环内血管（vessels within epithelial circle, VEC）结构的病例

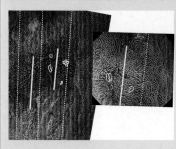 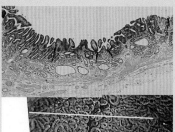

> **病理诊断** 腺癌，Type 0–Ⅱa，肿瘤大小：8mm×7mm，tub1，pT1a（M），UL0，Ly0，V0，pHM0，pVM0

NO.079

Q1 请根据白光内镜分析病变部位及特征（尤其是背景黏膜、色调、形状、边界等）。

Q2 请根据放大图像分析表面结构和血管结构有无异常，做出最终诊断。

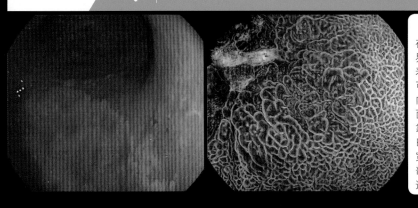

注意这里！

在胃体中部后壁的萎缩边界附近可见轻度发红的浅表凹陷型病变。表面黏膜可见轻度凹凸不平。放大内镜下可见病变中央处表面结构破坏、模糊不清。靠近边缘处可见基本上呈田垄样的结构，窝间部增宽，不规则融合，但局部边界不清，形态改变逐渐过渡。

NO.080

Q1 请根据白光内镜分析病变部位及特征（尤其是背景黏膜、色调、形状、边界等）。

Q2 请根据放大图像分析表面结构和血管结构有无异常，做出最终诊断。

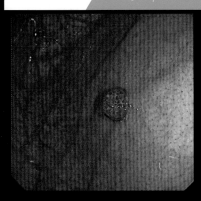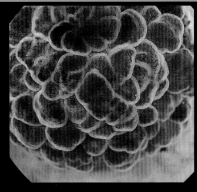

注意这里！

缺乏萎缩的胃底腺区域内出现的鲜红色息肉。

NO.081

Q1 请根据白光内镜（*H.pylori* 除菌后）分析背景黏膜和病变特征。

Q2 请根据放大图像预测可能的组织学类型。

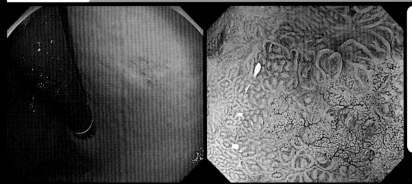

注意这里！

白光观察下注意色调、有无边界。NBI 放大观察下注意表面结构和血管结构。推测其病理图像。

答案 NO.079

难度 ★★★　病变边缘最表层覆盖正常黏膜的病例

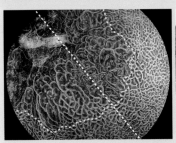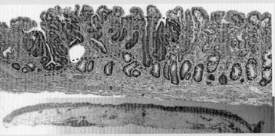

病理诊断　高分化型管状腺癌，M，Post，Type 0-Ⅱc，18mm×13mm，tub1，pT1b1（SM1），pUL1，Ly0，V0，pHM0，pVM0

答案 NO.080

难度 ★　树莓样典型的小凹上皮型胃癌

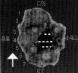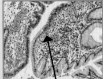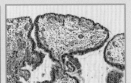

病理诊断　小凹上皮型腺癌，U，Gre，Type 0-Ⅰ，5mm×5mm，tub1，pT1a（M），pUL0，Ly0，V0，pHM0，pVM0

答案 NO.081

难度 ★★★　*H.pylori* 除菌后发生的低分化型腺癌病例

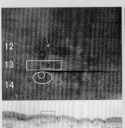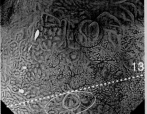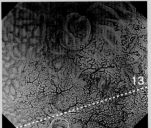

病理诊断　M，Post，Type 0-Ⅱc，12mm×7mm，por2＞sig，pUL0，pT1a（M），pUL0，Ly0，V0，pHM0，pVM0

Q1 请根据白光内镜分析病变部位及特征（尤其是背景黏膜、色调、形状、边界等）。

Q2 请根据放大图像分析表面结构和血管结构有无异常，做出最终诊断。

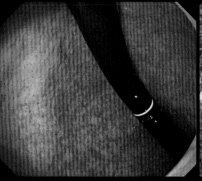 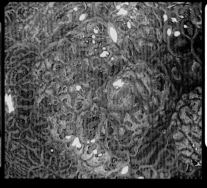

👆 **注意这里！**

胃体下部后壁萎缩背景上可见白色隆起性病变。病变上全部可见白色不透明物质（WOS）沉积，难以评价血管结构。

NO.083

Q1 请根据白光内镜分析病变（背景黏膜、色调、肉眼形态、边界，如果为癌，分析组织学类型）。

Q2 NBI 放大下可见病变的边界线，请据此分析表面结构和血管结构有无异常，做出最终诊断。

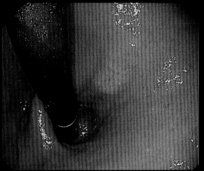 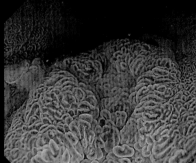

👆 **注意这里！**

高倍放大观察困难时，结合白光和弱放大观察也很重要。

NO.084

Q1 请根据白光内镜分析病的部位及特征（尤其是背景黏膜、色调、形状、边界等）。*H.pylori* 除菌后，确认尿素呼气试验阴性。

Q2 请根据放大图像分析表面结构和血管结构有无异常，做出最终诊断。

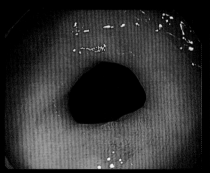 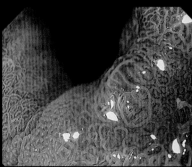

👆 **注意这里！**

根据背景黏膜预测容易发生哪种类型的癌，依据病变内部的血管诊断组织学类型。

病变整体可见 WOS 沉积。根据 WOS 沉积的表面结构的异型性判断为癌的高分化型腺癌 1 例

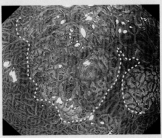 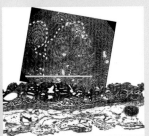

病理诊断　Type 0-Ⅱa，肿瘤大小：13mm×6mm，tub1，pT1a（M），pUL0，Ly0，V0

答案

NO.**083**

难度
★ ★

白光下根据色调可判断边界清晰，NBI 放大下根据表面结构差异难以判断边界的病例

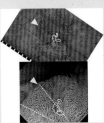 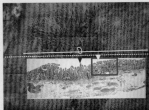 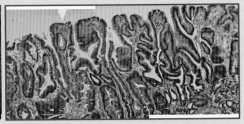

病理诊断　U，Post，35mm×27mm，Type 0-Ⅱc，14mm×10mm，tub1/pap，pT1a（M），pUL0，Ly0，V0，pHM0，pVM0

答案

NO.**084**

难度
★ ★

萎缩背景下的分化型胃癌病例

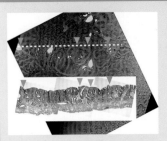

病理诊断　腺癌，Type 0-Ⅱc，肿瘤大小：6mm×4mm，tub1，pT1a，UL0，Ly0，V0

NO.085

Q1 请根据白光内镜分析背景黏膜、病变色调、边界。是否存在怀疑为癌的表现？

Q2 NBI 放大图像下具有癌的表现，请分析表面结构。

注意这里！

找出哪里有怀疑为癌的表现，对该处进行放大内镜精查诊断。

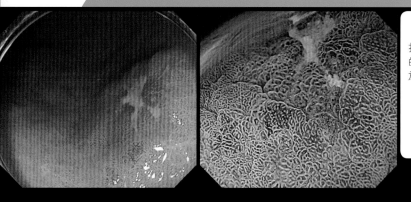

NO.086

Q1 请根据白光内镜分析病变部位及特征（尤其是背景黏膜、色调、形状、边界等）。

Q2 请根据放大图像分析表面结构和血管结构有无异常，做出最终诊断。

注意这里！

病变明显发红，可见多个白色球状物（white globe appearance, WGA）。

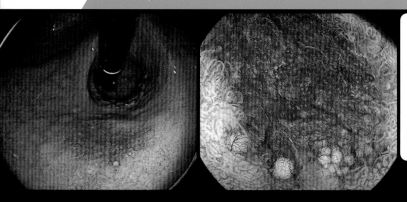

NO.087

Q1 请根据白光内镜分析病变部位及特征（尤其是背景黏膜、色调、形状、边界）。

Q2 请根据放大图像分析表面结构和血管结构有无异常，做出最终诊断。

注意这里！

在胃窦萎缩黏膜内可见发黄的、形状不规则的浅表凹陷型病变。发黄的区域应怀疑高分化型癌。

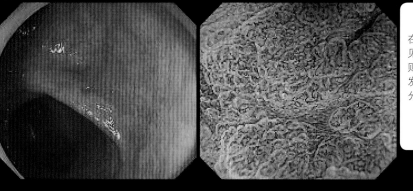

答案
NO.085 | 难度 ★★★★ | tub2 牵手型胃癌病例

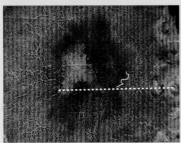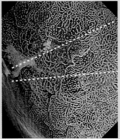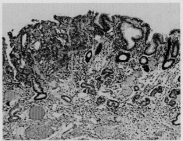

病理诊断 ⟩ L，Gre，37mm×32mm，Type 0-Ⅱc+Ⅱb，15mm×9mm，tub2>tub1，pT1a（M），
Ly0（D2-40），V0，UL0，pHM0，pVM0

答案
NO.086 | 难度 ★★★ | 表面结构所见与扩张血管结合起来为不典型表现的病例

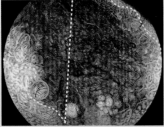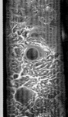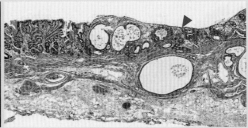

病理诊断 ⟩ 高分化型管状腺癌，U，Ant，Type 0-Ⅱc，17mm×11mm，tub1>>tub2，pT1b1（SM1），
pUL0，Ly0，V0，pHM0，pVM0

答案
NO.087 | 难度 ★★★ | 发黄色调的病变

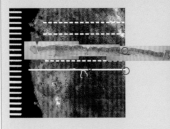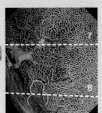

病理诊断 ⟩ 腺癌，Type 0-Ⅱc+Ⅱb，肿瘤大小：18mm×9mm，tub1>tub2，pT1a（M），UL0，Ly0，
V0，pHM0，pVM0

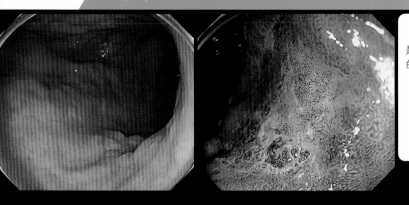

👆 注意这里！

是否有提示 SM 浸润的表现？

NO.089

Q1 该例 *H.pylori* 除菌后，抗体及尿素酶试验确认除菌成功。请根据白光内镜分析病变部位及特征（尤其是背景黏膜、色调、形状、边界等）。

Q2 请根据放大图像分析有无边界，表面结构、血管结构有无异常，综合做出诊断。

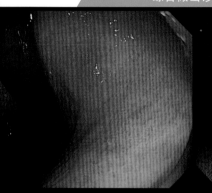

👆 注意这里！

根据边界线的形态，血管和表面结构的异型性判断是否为肿瘤。

NO.090

Q1 请根据白光内镜分析病变部位及特征（尤其是背景黏膜、色调、形状、边界等）。

Q2 NBI 放大下可见病变的边界线，请据此分析表面结构和血管结构有无异常，做出最终诊断。

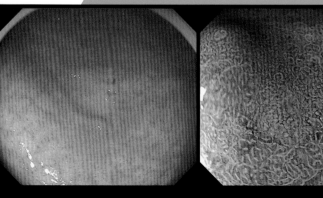

👆 注意这里！

注意背景黏膜与病变的表面微结构和微血管结构之间的差异。

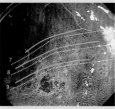
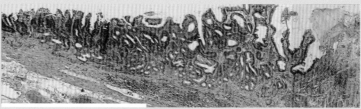

病理诊断 > Type 0–Ⅱc，tub1，pT1a（M），UL0，Ly0，V0，21mm×14mm，M，Post，pHM0，pVM0

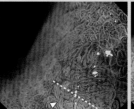
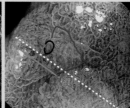
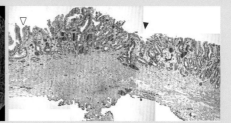

病理诊断 > 非肿瘤

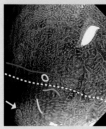
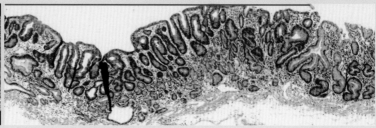

病理诊断 > M，Gre，Type 0–Ⅱc，21mm×18mm，tub1，pT1a（M），pUL0，Ly0，V0，pHM0，pVM0

Q1 | 请根据白光内镜分析病变部位及特征（尤其是背景黏膜、色调、形状、边界等）。本病例为 H.pylori 除菌后，H.pylori 抗体阴性，确认除菌成功。

Q2 | 请根据放大图像分析表面结构和血管结构有无异常，做出最终诊断。

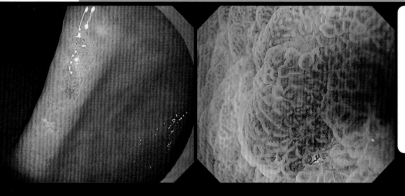

👉 注意这里！

根据病变边缘处的表面结构可推测黏膜深部的病理学改变。

Q1 | 请根据白光内镜判断 H.pylori 感染状态，诊断病变性质（PPI 口服中）。

Q2 | 请根据放大内镜图像分析表面结构和血管结构，做出最终诊断。

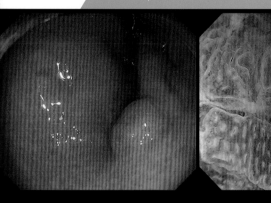

👉 注意这里！

无法分析血管结构，根据表面结构进行判断。

Q1 | 请根据白光内镜分析病变部位及特征（尤其是背景黏膜、色调、形状、边界等）。

Q2 | 请根据放大图像分析表面结构和血管结构有无异常，做出最终诊断。

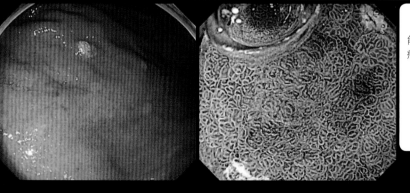

👉 注意这里！

能根据色调差异发现病变吗？

答案

NO.091 | 难度 ★★ | 根据血管走行和腺管结构推测可能为中分化型胃癌的病例

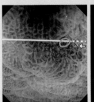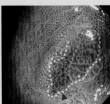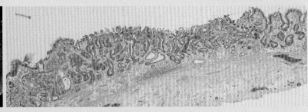

病理诊断 腺癌，Type 0-Ⅱc，肿瘤大小：3mm×2mm，tub2，pT1a，UL0，Ly0，V0

答案

NO.092 | 难度 ★★★ | 白光内镜下呈黏膜下肿瘤样隆起表现的癌 1 例

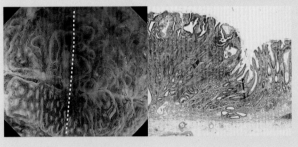

病理诊断 Type 0-Ⅱa，tub1，pT1a（M），UL0，7mm×7mm，M，Ant，Ly0，V0，pHM0，pVM0

答案

NO.093 | 难度 ★★★★ | 根据轻微的色调差异发现病变的病例

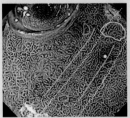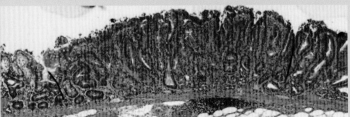

病理诊断 胃腺癌，Type 0-Ⅱa，tub1，pT1a（M），UL0，Ly0，V0，7mm×3mm，U，Gre，pHM0，pVM0

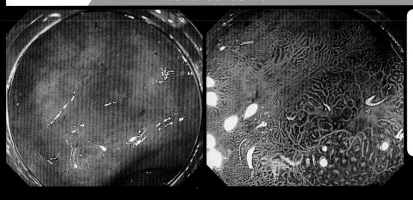

注意这里！

注意白光观察下所见的边界与放大观察所见的边界存在差异。

NO.095

Q1 请根据白光内镜图像进行分析。

Q2 请根据放大内镜图像进行分析，做出最终诊断。

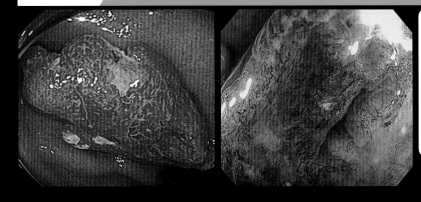

注意这里！

注意毛细血管的密度。

NO.096

Q1 请根据白光内镜（*H.pylori* 除菌后）分析背景黏膜和病变特征。

Q2 请根据 NBI 放大表现分析并推测病理图像。

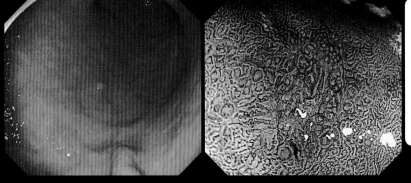

注意这里！

请注意表面结构和血管结构有无不规则，注意背景黏膜及边界。

答案 NO.094

难度 ★★★

边缘伴有反应性隆起的高分化型管状腺癌病例

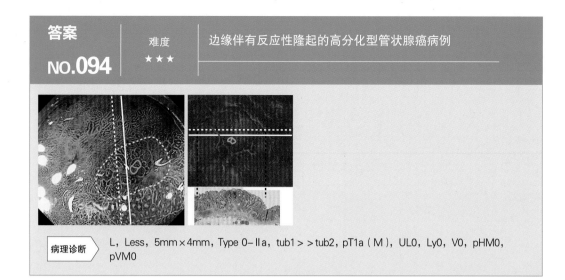

病理诊断 > L，Less，5mm×4mm，Type 0－Ⅱa，tub1＞＞tub2，pT1a（M），UL0，Ly0，V0，pHM0，pVM0

答案 NO.095

难度 ★★★★★

应与增生性息肉相鉴别的病例

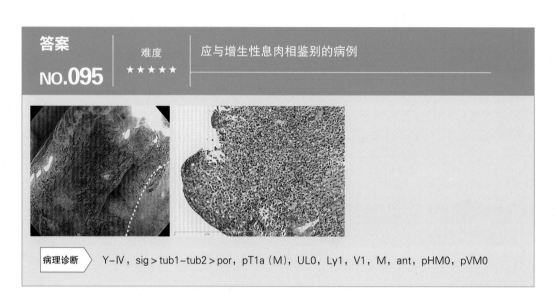

病理诊断 > Y－Ⅳ，sig＞tub1－tub2＞por，pT1a（M），UL0，Ly1，V1，M，ant，pHM0，pVM0

答案 NO.096

难度 ★★★

难以排除为癌的病例

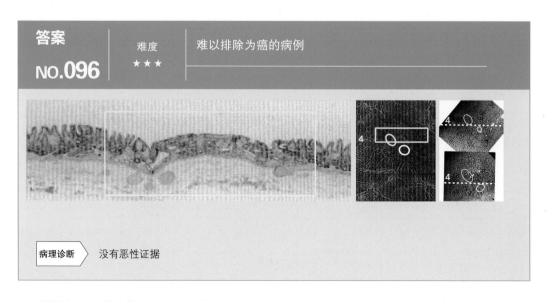

病理诊断 > 没有恶性证据

Q1 请根据白光内镜（*H.pylori* 除菌后）分析背景黏膜和病变特征。

Q2 请根据 NBI 放大表现分析，推测病理图像。

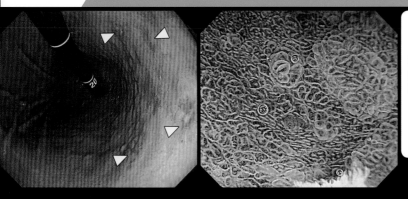

注意这里！

白光观察下病变有无边界，NBI 放大观察下表面结构不规则的程度，推测病理图像。

Q1 请根据白光内镜分析病变部位及特征（尤其是背景黏膜、色调、形状、边界等）。

Q2 放大图像下可见病变的边界线，请据此分析表面结构和血管结构有无异常，做出最终诊断。

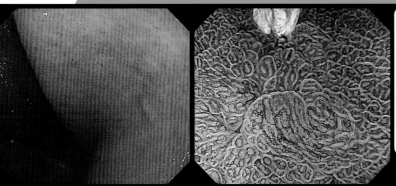

注意这里！

对于微小病变，识别病变与周围黏膜间微妙的色调差和表面结构差异是非常重要的。

Q1 请根据白光内镜分析病变部位及特征（尤其是背景黏膜、色调、形状、边界等）。

Q2 放大图像下可见病变的边界线，请据此分析表面结构和血管结构有无异常，做出最终诊断。

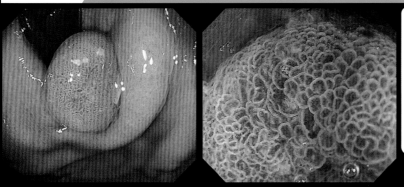

注意这里！

应与增生性息肉、腺癌等进行鉴别的内镜表现。

答案

NO.097 | 难度 ★★★★ | *H.pylori* 除菌后发生的低分化型腺癌病例

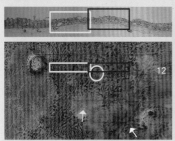 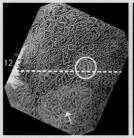 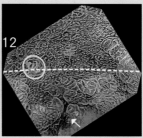

病理诊断 | M，Less，Type 0–Ⅱc，24mm×16mm，por2＞sig，pT1a（M），pUL0，Ly0，V0，pHM0，pVM0

答案

NO.098 | 难度 ★★ | 微小胃癌病例

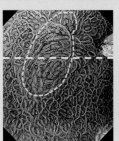 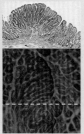

病理诊断 | M，Less，Type 0–Ⅱa，4mm×3mm，tub1，pT1a（M），UL0，Ly0，V0，pHM0，pVM0

答案

NO.099 | 难度 ★★ | 前次活检怀疑恶性、有增大趋势的息肉病例

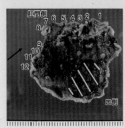 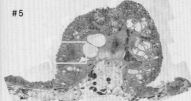 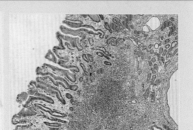

病理诊断 | 胃深在性囊性胃炎，ESD

NO.**100**

Q1 | 请分析病变的背景黏膜。

Q2 | 切除标本上病变肛侧边界不清，但可见区域性改变……是什么原因？

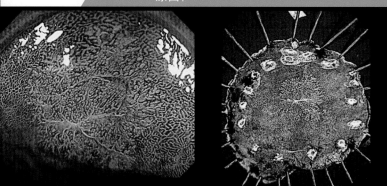

👆 注意这里！

在病变范围难以确定时，从可以肯定为非肿瘤的区域向病变中央进行观察。

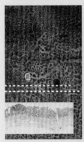 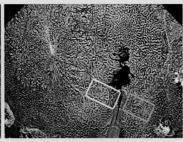 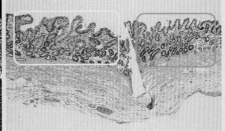

病理诊断 : M，Less，34mm×27mm，Type 0-Ⅱb，11mm×9mm，tub1，pT1a（M），pUL0，Ly0，V0，pHM0，pVM0